U0394773

畲族医药（痧症疗法）

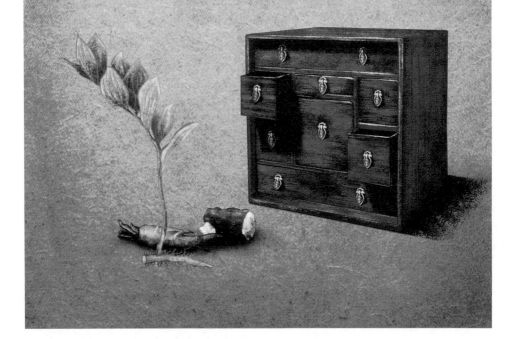

畲族医药(痧症疗法)

总主编 金兴盛

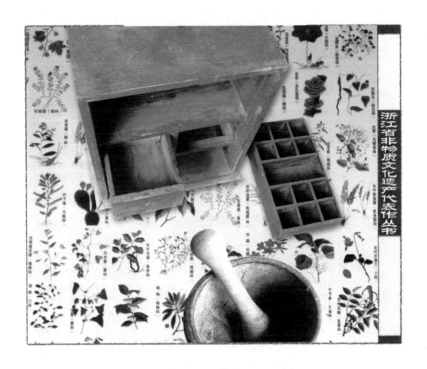

浙江省非物质文化遗产代表作丛书

浙江摄影出版社

鄢连和 著

总 序

中共浙江省省委书记
省人大常委会主任 夏宝龙

非物质文化遗产是人类历史文明的宝贵记忆，是民族精神文化的显著标识，也是人民群众非凡创造力的重要结晶。保护和传承好非物质文化遗产，对于建设中华民族共同的精神家园、继承和弘扬中华民族优秀传统文化、实现人类文明延续具有重要意义。

浙江作为华夏文明发祥地之一，人杰地灵，人文荟萃，创造了悠久璀璨的历史文化，既有珍贵的物质文化遗产，也有同样值得珍视的非物质文化遗产。她们博大精深，丰富多彩，形式多样，蔚为壮观，千百年来薪火相传，生生不息。这些非物质文化遗产是浙江源远流长的优秀历史文化的积淀，是浙江人民引以自豪的宝贵文化财富，彰显了浙江地域文化、精神内涵和道德传统，在中华优秀历史文明中熠熠生辉。

人民创造非物质文化遗产，非物质文化遗产属于人民。为传承我们的文化血脉，维护共有的精神家园，造福子孙后代，我们有责任进一步保护好、传承好、弘扬好非物质文化遗产。这不仅是一种文化自觉，是对人民文化创造者的尊重，更是我们必须担当和完成好的历史使命。对我省列入国家级非物质文化遗产保护名录的项目一项一册，编纂"浙江省非物质文化遗产代表作丛书"，就是履行保护传承使命的具体实践，功在当代，惠及后世，有利于群众了解过去，以史为鉴，对优秀传统文化更加自珍、自爱、自觉；有利于我们面向未来，砥砺勇气，以自强不息的精神，加快富民强省的步伐。

党的十七届六中全会指出，要建设优秀传统文化传承体系，维护民族文化基本元素，抓好非物质文化遗产保护传承，共同弘扬中华优秀传统文化，建设中华民族共有的精神家园。这为非物质文化遗产保护工作指明了方向。我们要按照"保护为主、抢救第一、合理利用、传承发展"的方针，继续推动浙江非物质文化遗产保护事业，与社会各方共同努力，传承好、弘扬好我省非物质文化遗产，为增强浙江文化软实力、推动浙江文化大发展大繁荣作出贡献！

（本序是夏宝龙同志任浙江省人民政府省长时所作）

前 言

浙江省文化厅厅长 金兴盛

国务院已先后公布了三批国家级非物质文化遗产名录，我省荣获"三连冠"。国家级非物质文化遗产项目，具有重要的历史、文化、科学价值，具有典型性和代表性，是我们民族文化的基因、民族智慧的象征、民族精神的结晶，是历史文化的活化石，也是人类文化创造力的历史见证和人类文化多样性的生动展现。

为了保护好我省这些珍贵的文化资源，充分展示其独特的魅力，激发全社会参与"非遗"保护的文化自觉，自2007年始，浙江省文化厅、浙江省财政厅联合组织编撰"浙江省非物质文化遗产代表作丛书"。这套以浙江的国家级非物质文化遗产名录项目为内容的大型丛书，为每个"国遗"项目单独设卷，进行生动而全面的介绍，分期分批编撰出版。这套丛书力求体现知识性、可读性和史料性，兼具学术性。通过这一形式，对我省"国遗"项目进行系统的整理和记录，进行普及和宣传；通过这套丛书，可以对我省入选"国遗"的项目有一个透彻的认识和全面的了解。做好优秀传统文化的宣传推广，为弘扬中华优秀传统文化贡献一份力量，这是我们编撰这套丛书的初衷。

地域的文化差异和历史发展进程中的文化变迁，造就了形形色色、别致多样的非物质文化遗产。譬如穿越时空的水乡社戏，流传不绝的绍剧，声声入情的畲族民歌，活灵活现的平阳木偶戏，奇雄慧黠的永康九狮图，淳朴天然的浦江麦秆剪贴，如玉温润的黄岩翻簧竹雕，情深意长的双林绫绢织造技艺，一唱三叹的四明南词，意境悠远的浙派古琴，唯美清扬的临海词调，轻舞飞扬的青田鱼灯，势如奔雷的余杭滚灯，风情浓郁的畲族三月三，岁月留痕的绍兴石桥营造技艺，等等，这些中华文化符号就在我们身边，可以感知，可以赞美，可以惊叹。这些令人叹为观止的丰厚的文化遗产，经历了漫长的岁月，承载着五千年的历史文明，逐渐沉淀成为中华民族的精神性格和气质中不可替代的文化传统，并且深深地融入中华民族的精神血脉之中，积淀并润泽着当代民众和子孙后代的精神家园。

岁月更迭，物换星移。非物质文化遗产的璀璨绚丽，并不意味着它们会永远存在下去。随着经济全球化趋势的加快，非物质文化遗产的生存环境不断受到威胁，许多非物质文化遗产已经斑驳和脆弱，假如这个传承链在某个环节中断，它们也将随风飘逝。尊重历史，珍爱先人的创造，保护好、继承好、弘扬好人民群众的天才创造，传承和发展祖国的优秀文化传统，在今天显得如此迫切，如此重要，如此有意义。

非物质文化遗产所蕴含着的特有的精神价值、思维方式和创造能力，以一种无形的方式承续着中华文化之魂。浙江共有国家级非物质文化遗产项目187项，成为我国非物质文化遗产体系中不可或缺的重要内容。第一批"国遗"44个项目已全部出书；此次编撰出版的第二批"国遗"85个项目，是对原有工作的一种延续，将于2014年初全部出版；我们已部署第三批"国遗"58个项目的编撰出版工作。这项堪称工程浩大的工作，是我省"非遗"保护事业不断向纵深推进的标识之一，也是我省全面推进"国遗"项目保护的重要举措。出版这套丛书，是延续浙江历史人文脉络、推进文化强省建设的需要，也是建设社会主义核心价值体系的需要。

在浙江省委、省政府的高度重视下，我省坚持依法保护和科学保护，长远规划、分步实施，点面结合、讲求实效。以国家级项目保护为重点，以濒危项目保护为优先，以代表性传承人保护为核心，以文化传承发展为目标，采取有力措施，使非物质文化遗产在全社会得到确认、尊重和弘扬。由政府主导的这项宏伟事业，特别需要社会各界的携手参与，尤其需要学术理论界的关心与指导，上下同心，各方协力，共同担负起保护"非遗"的崇高责任。我省"非遗"事业蓬勃开展，呈现出一派兴旺的景象。

"非遗"事业已十年。十年追梦，十年变化，我们从一点一滴做起，一步一个脚印地前行。我省在不断推进"非遗"保护的进程中，守护着历史的光辉。未来十年"非遗"前行路，我们将坚守历史和时代赋予我们的光荣而艰巨的使命，再坚持，再努力，为促进"两富"现代化浙江建设，建设文化强省，续写中华文明的灿烂篇章作出积极贡献！

2013年11月20日

目录

　　文化起源于前人脚下的一步一个脚印，是勤劳智慧者的一滴滴汗水，它的形成需要漫长的积累。它有物质的，又有非物质的。当你不认识它、不爱护它时，它会很快地消失。

　　文化无国界、无族界，它是前人留给后人的无形遗产。

　　近年来，随着科学文化的快速崛起，传统文化的处境一度变得极为严峻。传统医药文化源于大自然，国际上已出现了"回归自然"的可喜形势和"绿色消费"的浪潮，传统医药开始被越来越多的现代人所接受。

　　畲族医药内涵十分丰富，既有理论内涵、治疗方法和技术等实践技能，又有非物质文化遗产资源保护、产业化和可持续发展战略等问题。保护这一独特的传统医药文化，必须多管齐下，协同配合，大胆实践，积极探索。

　　畲族医药是中华民族文化的瑰宝，我们要继承和发展它。畲族医药要走出民间，首先医药理论要有新发展，坚持"继承不泥古"的原则，不是照搬照抄，而是在实践中完善和发展，同时也要研究、学习和接受国内外的医药理论，创造条件对医药理论和治疗方法、技术、标准等进行积极的探索。只有既继承传统医药学理论，又学习和接受现代医药理论和技术，才能推动畲医药学大踏步前进。畲医与中医、西医的理论体系是完全不同的，但是在临床实践中却可以很好地结合起来，优势互补，相辅相成，发挥出民族医药的科学性。畲医药理论需科学地阐明畲医药的内涵，要从政策上、文化上、技术上创造途径和条件，推动畲医药事业的发展。

五千年来中华民族繁衍生息的实践，证明了传统医药学是中华文化的有机组成部分，在医疗保健上行之有效。让人民接受畲医药是我们保护、传承、发展畲医药学的重要目标，但要让文化和历史背景完全不同的人们认识畲医药，了解它，接受它，那就要不断创新，从理论和实践及具体的标准上适应大多数人民的共同要求，这是畲医药发展的关键。

鄢连和

二〇一三年二月于浙江丽水

概况

畲族医药是畲民在长期生产、生活实践中，为适应生存环境和生活健康要求，积累探索出的一门自然科学。它具有鲜明的地区性、民族性、传承性等特点，是中国传统医药的重要组成部分，也是伟大医学宝库亟待保护、开发的部分。

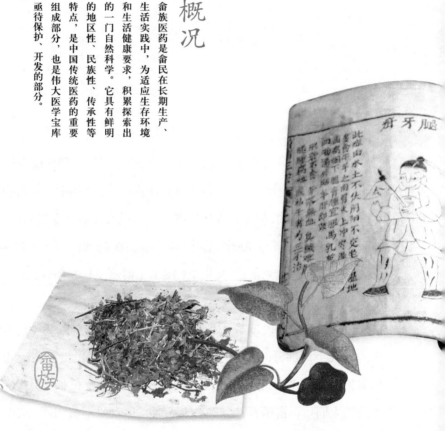

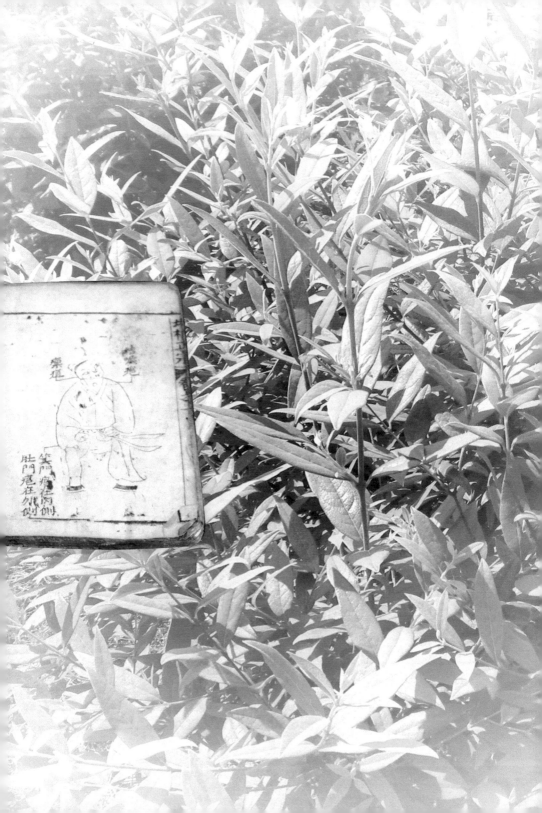

概况

[壹]畲族概况

畲族主要分布在我国浙江、福建、广东、安徽、江西、湖南、贵州等省境内，其中90%以上的人口居住在福建和浙江两省的广大山区。

畲族是我国典型的散居民族之一，是我国东南地区人口最多的少数民族。南宋末年，史书上开始出现"畲民"和"拳民"的族称。包括畲族先民在内的少数民族被称为"蛮"、"蛮僚"、"峒蛮"或"峒僚"，他们自称"山哈"。"畲"（Shē），意为刀耕火种。新中国成立后，改称为"畲族"。

根据2000年第五次全国人口普查统计，畲族人口数为709592。畲族有自己的语言，本

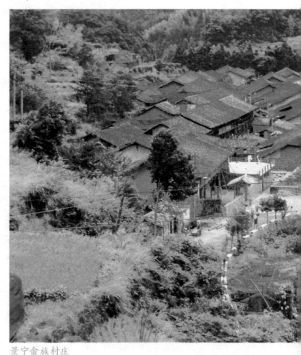

景宁畲族村庄

族人在一起常使用畲语,其语言属汉藏语系苗瑶语族。部分畲语接近于汉语客家方言的语言,但在语音上与客家话稍有差别,有少数语词跟客家语完全不同,也有部分为闽南语。畲族无本民族文字,通用汉文。

全国只有一个畲族自治县——景宁畲族自治县,位于浙南山区丽水市,景宁县畲族源于唐永泰二年(766),从闽迁居浙西南时落户景宁,距今已有1200多年历史。因此,景宁又称为中国畲乡。

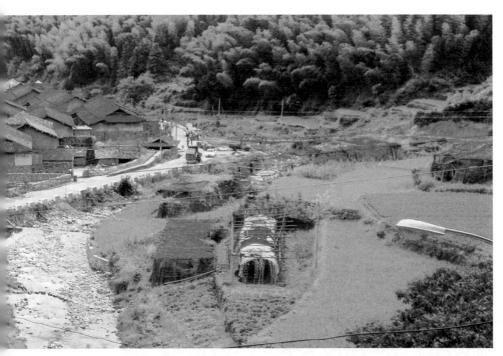

[贰]畲族医药概况

畲族人民由于居住在山区或半山区，常患较多疾病。为防病治病，各家各户都掌握了一些治疗方法并备些常用药物，以便应急。为求生存与繁衍，在长期与疾病作斗争中，畲族人民运用各种医疗方法，总结了防病治病的经验，逐步形成了具有民族特色的畲族医药。

畲族医药是畲族人民在长期与疾病作斗争的过程中总结出来的传统民族医药，是畲族人民为求生存与繁衍，在特定的历史条件和特殊的环境中，与疾病作顽强斗争，运用适应当时社会环境、地理气候特点和生产、生活习惯的医药理论与医疗方法，逐步积累探索出的一门自然科学。由于畲族只有语言没有文字，其医术只靠口传心授，世代传承，医药一体，重于实践。尽管尚未形成完整的理论体系，但是它独特的疾病观、疾病分类法和特殊疗法，体现了畲族医药的特色，为畲族人民的保健和繁衍作出了积极的贡献，也丰富了中国医药学的宝库，是中华民族宝贵文化遗产的一部分。畲族医药具有鲜明的地区性、民族性、传承性等特点。它有别于其他任何民族的医学体系，是畲族先民在同各种疾病作斗争过程中的经验总结和智慧结晶，是与本民族的经济条件、自然环境和文化背景相适应的传统医药。当然，畲族医药在形成和发展过程中，学习借鉴和吸收了周边地区的民族医学知识，以丰富和完善自己民族的医药学科。中医学和周边民族医学对畲医药的发展产生了影响，起到了一定的促进作用。畲族医药与中医药渊源相通，关系密切，是祖国医药学宝库中的一个组成部分。

畲医药基础理论：

主要有痧症理论、"六神"理论、疳积理论等。

畲医的特色疗法：

主要有痧症疗法（又称发痧疗法）、外治疗法、正骨疗法、食物疗法、心理疗法等。

畲医的用药特色：

畲医因其防病治病多以青草药为主，因此又称"青草医"，绝大多数畲医亦农亦医。畲医用药有特殊之处，如同一种草药要视发病季节、病者病情而到不同的生长地点采集。畲医使用的草药大多用全草，有的只用根、叶、皮、茎、花、果等或其中的某一部分。用药讲究新鲜，随用随采。生长季节性较强的草药，按季节采集，加工后备用，但储藏期一般以百日为限，最长不过一年。用药配

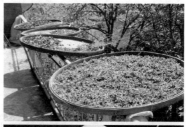
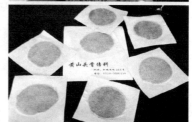
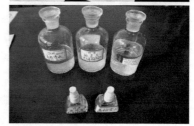

畲药

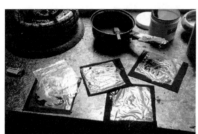

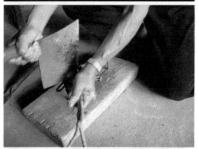

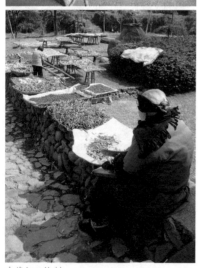

畲药加工炮制

料有禽畜肉（内脏、骨等）、黄酒、生姜、糖类等。配药往往根据患病者病情而定，如热性疾病加冰糖、白糖；寒性疾病加红糖、生姜；虚性加猪蹄、夹心肉（猪腿，即瘦肉）；跌打损伤加黄酒；儿科惊风等病加小件金属类物品混炖。少数畲医将中草药制成丸、散、丹、膏。如治疗喉疾的药散必须用草药经过焙烤、研末藏放备用。草药多为采摘加工后交给患者，防止技术外传。

畲医传承谱系：

畲族医药是长期积累的医疗经验，医术多为祖传，大多靠口传心授，单线传承，传男不传女，传媳妇不传女儿，不收外姓徒弟。有子承父业，妇科、儿科也有婆传媳。主要有雷氏、蓝氏、钟氏等几系。

畲医相关器具：

畲族主要医药器具有：
药背包、药刀、铁研船、药筛、
火罐、梅花针、银针、研钵、药
耙、捣臼等。

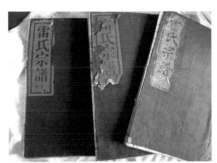
畲医传承谱系

[叁]历史渊源及现状

畲族医药的历史渊源与
他们特定的历史条件，特殊的
居住环境、迁徙历史、地理、
气候特点和生产、生活习惯
有关。畲族的民族来源说法
不一，有人主张畲族源于汉晋
时期长沙的"武陵蛮"（又称
"五溪蛮"），与瑶族同源，持
此说者比较普遍。隋唐之际，
畲族就已居住在闽、粤、赣三
省交界的闽南、潮汕等地，宋
代才陆续向闽中、闽北一带迁
徙。约在明、清时开始大量出

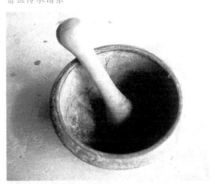
捣臼

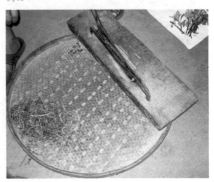
切药器具

现于闽东、浙南等地的山区。江西东北部的畲族原居住在广东潮州府凤凰山，后迁福建汀州府宁化县，大约在宋元之后至明代中叶以前迁到赣东北居住。安徽的畲族约在一百年前从浙江的兰溪、桐庐、淳安等县迁来。据研究，畲族医药与瑶族医药最为接近。

各地畲族都以广东潮州凤凰山为其民族发祥地，传说他们的始祖盘瓠就葬在这里。人们认为妇女的头饰扮成凤凰形状，就是为了纪念他们的始祖。在畲族中，广泛流传着属于原始社会图腾崇拜性质的盘瓠传说。

聚居在山区的畲族先民早期以农业生产为主狩猎活动为辅。他们在极其艰苦的环境下拓荒殖土，畲族先民的农业生产主要是"耕火田"，即"刀耕火种"，所耕之地多属于缺乏水源的旱地。由于耕作粗放，生产力水平低下，农作物产量很低，加上长期居住在深山老林、野兽出没之地，所以狩猎经济一直比较发达。畲族先民们长期居住在山区，村落分散，人口稀少，交通不便，经济落后，生活困难，营养缺乏，因此体质较差，常患较多疾病，这严重威胁到畲族群众的身体

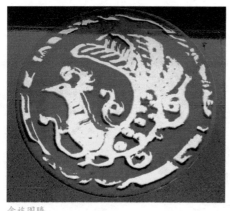

畲族图腾

健康。在狩猎、采集、农耕的生活劳动中，人们患病时，往往会本能地用手或石片抚摩、捶击体表某一部位，有时竟使疾病获得缓解。通过长期的发展与积累，他们逐步懂得怎样保护自己的身体，逐步积累探索出医药理论与医疗方法，绝大多数畲医亦农亦医。

畲族医学经历了口耳相传和祖传师授两个历史阶段。远古时期只有语言，没有文字，防病治病的经验只有以口耳相传的方式代代流传，于是便形成了早期民间畲医学。在这个漫长的医学发展过程中，畲族医药不断地发展完善，为祖国东南部山区的传统医药发展作出了重要贡献。

畲族医药是畲民在长期生产、生活实践中，为适应生存环境和生活健康要求，积累探索出的一门自然科学。它具有鲜明的地区性、民族性、传承性等特点，是中国传统医药的重要组成部分，也是

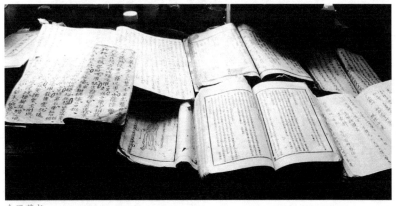

畲医藏书

伟大医学宝库亟待保护、开发的部分。由于畲族只有语言没有文字，其医术只限于口语传递，许多精华都缺少文字记载，现大多数民间畲医均年事已高，个别名畲医已去世。畲族民间的良药、良方和精良的医药技术不但难以收集整理，而且还有逐渐失传的危险。另一方面由于畲族民间医药分布分散，有的很偏远，也使研究受到限制，这在信息日益发展的今天，应当是一大遗憾。因此，要使这一神奇的民族医药不失传，抢救、整理、开发畲族医药，使之造福人类已成为当务之急。

对畲族医药进行保护和研究，可以实现畲族医药资源的长期可持续发展和跨地域性使用，使其服务于地方卫生保健事业和民族经

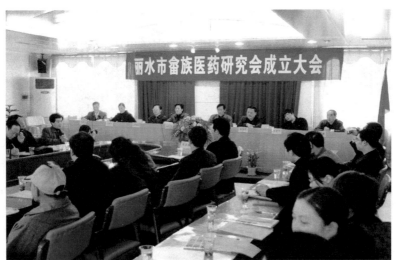

2005年10月，丽水市畲族医药研究会成立大会会场

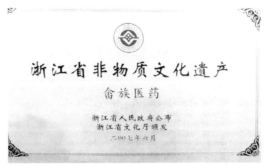

浙江省非物质文化遗产牌匾

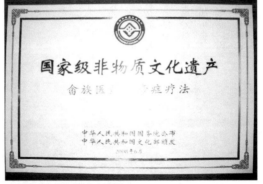

国家级非物质文化遗产牌匾

济，这是社会的客观需求。将畲族医药的潜能和优势得到最大化释放，才能彻底解决这一特色资源保护与利用的矛盾，使有限的资源得以延伸，实现畲族医药资源的全球性共享。

2007年，丽水市申报的"畲族医药"项目被列入浙江省非物质文化遗产名录；2008年6月14日，国务院公布了国家级第二批非物质文化遗产名录，其中传统医药共计八项，丽水市申报的"畲族医药（痧症疗法）"名列其中。

畲医痧症概况

痧症是畲族人民在长期与疾病斗争中不断认识和总结出来的具有畲族民间医药特色的一种病症。畲医诊治痧症的起始年代虽无从考证，但畲医对痧症的诊治有着非常悠久的历史。这些诊治方法在畲族民间广为流传，老少皆知，至今仍世代相传，且逐渐形成了较完整的理论体系和发痧疗法，可以细分出一百多种论治方法。

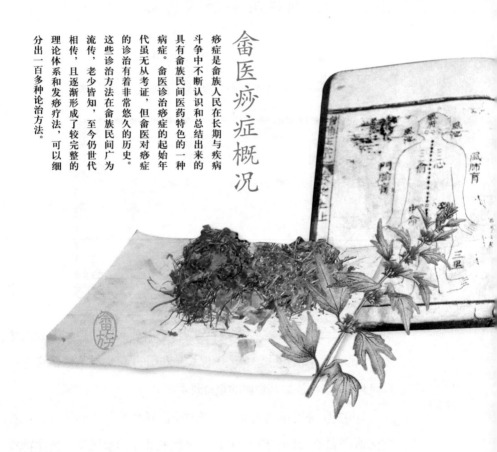

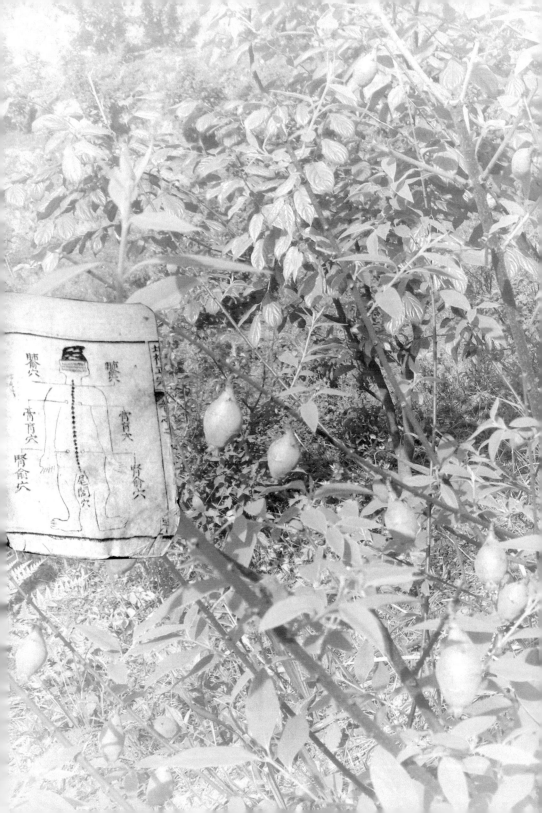

畲医痧症概况

　　痧症是畲族人民在长期与疾病斗争中不断认识和总结出来的具有畲族民间医药特色的一种病症。痧症是畲族医药中最常见的多发病和最具治疗特色的病症之一。主要发病特征为头晕头昏，胸闷体困，腹部拘急，欲吐不吐，欲泻不能或恶心呕吐，腹痛泻痢，乍寒乍热，肢冷面晦，甚者晕厥气绝等症状。古代对"痧"疾的记载首见于明清时期张凤逵《伤暑全书》中的"绞肠痧"。畲医诊治痧症的起始年代虽无从考证，但畲医对痧症的诊治有着非常悠久的历史。这些诊治方法在畲族民间广为流传，老少皆知，至今仍世代相传，且逐渐形成了较完整的理论体系和发痧疗法，可以细分出一百多种论治方法。畲医痧症所包括的范围很广，按照畲医痧症进行论治的病症几乎涉及和涵盖了内、外、妇、儿、骨伤、五官、皮肤、精神等科的疾病。

　　痧症理论是指导畲医临床防病治病的主要理论之一，具有明显的畲族医药特色。而这畲族医药理论也确实有别于传统中医理论，其理论较为零散，它与畲民所处的社会环境、经济状况、文化程度都有密切关系。由于畲汉杂居，有的畲医受传统中医影响大。但畲民对疾病的认识有的还停留在朴素的唯物主义认识观上,各人各地对疾病的认识和治疗也有较大的差别。畲医对痧症有独特的认识和观察诊病方法,积累了丰富的临床治疗经验,且治疗方法和手段很多,简便易行,疗效显著。

畲医痧症虽然与现代医学和中医学的某些病相似,但无论从诊断和治疗上均不能相提并论,畲族医学对痧症有自身独特的发病观、辨证法和一整套的治疗手段,所以正确掌握痧症辨证,是正确选择发痧疗法的前提,也是治疗痧症的关键所在。

畲医认为人体只有气血旺盛,筋脉顺畅,才能抵抗外邪的入侵;当气血亏虚,正气不足,复加邪气外袭,经脉阻滞,则会诱发百病。畲族医学有较完整的痧症预防措施和治疗方法。

[壹]畲医痧症理论

畲医认为,因风、寒、痧等邪气侵犯肌体,或因过食肥、甘、厚、腻之品,或因久病不愈,耗损胃气,而使脾胃虚弱,运化无力,气机壅滞,风、寒、痧等邪气积滞。人体感受的外风之邪或外风夹杂寒、湿、热、毒、痧等邪气所致的病症,如头风、风痛、风湿、风寒、风水、风热、风毒、风痧、风疳等。寒症按病因分寒多挟湿、挟风,如风寒、冲水寒、气寒、里寒、寒痧。畲医药不仅用药物,也擅长用发痧方法来施治。例如,人肌体受到热邪、寒湿之邪侵蚀,易冷易热,头错胀痛,重者神志昏迷,畲医药认为属中邪恶。中热邪,发热泪盈眠痧；中冷邪发冷痧；若热湿之邪相夹，则发斑蛇痧。治疗痧症等疾病先通利血脉，对病者穴位施行拍痧、吸痧、抓痧、挑痧等疗术，打通筋脉、畅通血流，再内服解毒、排邪恶的青草药。

畲族医药学认为痧症的发病原因广泛而复杂，在长期与疾病斗争过程中认识到痧症的病因主要为"痧气"，并形成了"痧气"致病学说。痧气分为外感和内伤：外感最常见的有风、湿、火三气入侵，阻滞脉络，使机体筋脉气血不畅。或三气相搏而生；或三气挟杂寒、暑之邪，乘机而入；或因感染时疫而患；或因秽浊所触而发。夏秋之际，风、湿、热三气盛，人若劳逸失度，则外邪侵袭肌肤，阳气不得宣通透泄，而引发痧症。一年四季均有发生痧症的可能，但多见夏秋湿热气盛之时，冬春发病多为感染疫气。天有八风之邪，地有湿热之气，人有饥饱劳逸。内伤主要由于贪杯好色，饥饱劳伤，过食肥厚，偏喜辛香热辣之品而生。

畲族医学认为，只要身体出现不适感觉，均可认为是痧气入侵，按痧症进行辨证治疗，因此有"痧症无虚症"之说，施以发痧祛邪治疗即能痊愈。

[贰]畲族对痧症的命名和归类

痧症的病名繁多，各地畲医的叙述均不能统一地全部叙述完整，这可能与畲医之间因地域不同而产生同症异名，同名异症，或传授差异有关，因此痧症的名称十分复杂。畲医一般按师承技艺，世祖相传医技而自成体系。痧症的命名虽然有些牵强，但生动，易于记忆，便于诊断治疗。一般会按六气、发病部位、仿动物形态、病症特征等来命名。

一、根据六气而命名的痧症：寒痧、热痧、冷痧、风痧、暑痧、瘟痧等；

二、根据发病部位而命名的痧症：喉痧、哑巴痧、盘肠痧、绞肠痧、烂肠痧、坠肠痧、小肠痧、大肠痧、漏肠痧、黑眼痧、肚翻痧、蛔结痧、斜腰痧等；

三、根据仿动物形态特征而命名的痧症：蛇痧、鱼痧、蛤蟆痧、凤凰痧、乌鸦痧、鹿痧、象痧、狮子痧、猪痧、母猪痧、奔牛痧、夯牛痧、羚羊痧、猿猴痧、狐狸痧、猫痧、老鼠痧、兔子痧、鳝鱼痧、蝎子痧、壁虎痧、蜈蚣痧、蜻蜓痧、老鹳痧、黄鹰痧、螳螂痧、鹊子痧、蚯蚓痧、蜓蜒痧、蚂蚁痧等；

四、根据病症特征而命名的痧症：滚筒痧、哑巴痧、肿身痧、偏枯痧、反弓痧、缩脚痧、栀黄痧、羊舌痧、蛇舌痧、白眼痧、黑眼痧、珍珠痧、乌痧、青筋痧、肿身痧、夹警痧、痨痧、疟痧、疯痧、霍乱痧、缠丝痧、闷痧、漏底痧、血痧、膨胀痧、子午痧、夹梅痧、穿骨痧、穿膈痧、穿胸痧、钻心痧、头风痧、额风痧、血腥痧、流风痧、红珠痧、黑珠痧、红斑痧、黑斑痧、紫斑痧、黑线痧、白线痧、羊毛痧、暗痧等。

经收集整理，畲医痧症常用病名如下：

一、眼痧　白眼痧、黑眼痧；

二、舌痧　羊舌痧、蛇舌痧；

三、风痧　头风痧、额风痧、流风痧；

四、斑痧　红斑痧、黑斑痧、紫斑痧；

五、穿痧　穿骨痧、穿膈痧、穿胸痧；

六、线痧　黑线痧、白线痧；

七、肠痧　盘肠痧、绞肠痧、烂肠痧、坠肠痧、小肠痧、大肠痧、扭肠痧（夏日伤暑，腹痛剧烈，神志不清）、漏肠痧（夏日伤暑，吐泻、腹痛）；

八、动物痧　蛇痧、鱼痧、蛤蟆痧、凤凰痧、乌鸦痧、鹿痧、象痧、狮子痧、猪痧、母猪痧、奔牛痧、夯牛痧、羚羊痧、猿猴痧、狐狸痧、猫痧、老鼠痧、兔子痧、鳝鱼痧、蝎子痧、壁虎痧、蜈蚣痧、蜻蜓痧、老鹳痧、黄鹰痧、螳螂痧、鹊子痧、蚯蚓痧、蜓蜓痧、蚂蚁痧；

九、气候痧　夏日痧、冷痧、寒痧、热痧、风痧、暑痧、瘟痧；

十、颜色痧　栀黄痧、乌痧、青筋痧、血腥痧、红珠痧；

十一、病症痧　痨痧、疟痧、疯痧、霍乱痧、缠丝痧、闷痧、漏底痧、血痧、膨胀痧；

十二、其他　滚筒痧、偏枯痧、反弓痧、缩脚痧、珍珠痧、肿身痧、夹警痧、子午痧、夹梅痧、钻心痧、黑珠痧、羊毛痧、暗痧、喉痧、哑巴痧、肚翻痧、蛔结痧、斜腰痧等。

[叁]畲医痧症的辨证方法

　　痧症病种范围极为广泛,涵盖了内、外、妇、儿、五官、皮肤、骨伤等科。畲医学认为,只要身体出现不适感觉,均可先认为是痧气入侵,按痧症进行辨证治疗,因此有"痧症无虚症"之说,对痧症进行发痧祛邪治疗即能使疾病痊愈或减轻。痧症虽然与现代医学和中医学的某些病相似,但无论从诊断和治疗上均不能相提并论。畲医学对痧症有自身独特的发病观、辨证法和一整套的发痧治疗手段,所以掌握痧症辨证,是正确选择发痧疗法的前提,也是治疗痧症的关键所在。痧症的辨证方法多种多样,归纳起来主要有常规辨痧法和特殊辨痧法、三焦辨治法三大方法。

一、常规辨痧法

　　常规辨痧法又称一般辨痧方法,分为望诊法、触诊法、切诊法等方法。

　　1.望诊法　根据患者的发病部位、表情、神志、体征形态、周身皮肤颜色等变化作出辨证。痧症的一般共性表现为倦怠乏力,目光暗淡,少气懒言,

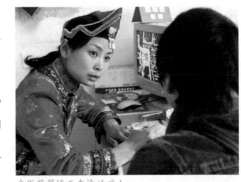

畲医蓝翠娇正在诊治病人

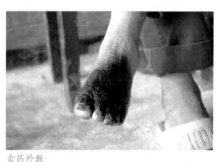
畲药外敷

皮肤萎黄无泽。如咽喉肿痛为喉痧；右上腹阵阵疼痛，进食吐或吐出蛔虫为蛔结痧；腹胀如鼓，青筋显露为膨胀痧；口吐鲜血，全身皮肤发紫斑似梅花状为鹿痧；股肱摇摆，像凤凰走路为凤凰痧等。

2.触诊法　通过触摸患者手指尖、额头、足部，观察其身体皮肤表面温度、体表形态及某些特征变化。痧症一般体表皮肤温度会有变化，额头皮肤及手指尖湿冷，重度病症周身皮肤变冷甚至四肢厥冷。如脐下阵阵剧烈疼痛，面色骤变，双足厥冷为绞肠痧；小腹疼痛为肠痧；阴部肿胀，触之有物为坠肠痧等。

3.切诊法　切诊是痧症的主要诊法之一，痧症有独特的脉象变化。如头痛壮热者脉象应为洪实，但痧症反而微迟；厥冷不语者脉象应为沉迟，而痧症反而滑数；伤食之脉象一般多紧实；伤血之脉象多芤滑；伤暑之脉多洪滑且数；伤风之脉多沉细。

二、特殊辨痧法

特殊辨痧法可分为：划痕试验法（又可分为：胸肋划痕法、前臂划痕法、皮肤划痕法）、验痧筋法、查痧点法、试撮天突穴法、食生芋、按痧脉等。

1.划痕试验法

（1）胸肋划痕法：用右食指屈曲的第二关节顶端，在患者第二至第五肋肋之间由上而下，稍微用力，快速地划5厘米左右的一道划痕，如见皮下明显隆起，且很快又呈现紫红色或暗红色者，称为痧筋。痧筋是诊断痧症的特征性表现之一。

（2）前臂划痕法：用左手抓住患者的手腕，让患者手掌向上再用右食指在患者前臂手三里处向内稍微用力划一道划痕，如出现痧筋隆起，即可诊为痧症。

（3）皮肤划痕法：医者食中指关节屈曲，沿患者第二至第五肋，乳中线内侧或腋中线，由上至下，稍用力快速划刮皮肤，如见皮下明显隆起，或很快呈现紫红色或暗红色者即可诊为痧症。

2.验痧筋法

患者臂弯、腿弯处浅表静脉出现红紫色或深青色，也是痧筋的一种。验痧筋就是在患者臂弯、腿弯处查验是否有痧筋。如该处出现红紫色或深青色，即可诊为痧症。然后用四指并拢轻拍臂腿弯处，使局部出现红紫斑块，再用针刺斑块，慢慢放出黑色血液。畲医认为痧筋浅者为痧在气分，病情较轻；痧筋乍隐乍现为痧在血分，病情较重；痧筋伏而不现者为痧毒深重，痧毒攻入脏腑的重症。验痧筋既是诊断又是治疗方法，患者肘窝或肘窝表浅静脉红紫色或深青色者为痧筋。医者以手掌指拍击使静脉充盈，或出现红紫瘀斑，用银针放血，色黑粘滞者为痧症。

3.查痧点法

采用榛油、菜籽油、豆油、花生油等植物油点灯，用灯芯草或粗纸捻成灯芯，右手持灯，左手掌遮住火光，在患者额头、耳前后、颈部、胸前、腹部两侧，肘窝、腋窝、臂弯、腿弯等处照验，找痧点，若见皮内有乍隐乍现的如蚊叮迹状红痧点，即可诊为痧点。痧点也是痧症的主要表现之一。

4.撮天突穴法

用食指和中指关节屈曲后的第二关节顶端，在患者天突穴撮几次，若患者感到舒适不痛，且很快出现皮下紫红斑的痧痕，即可诊为痧症。

5.食生芋

生芋头刮去粗皮，正常人味觉敏感入口觉麻涩，而痧症患者咀嚼味同甘薯。

6.按痧脉

畲医认为痧症脉象，头痛壮热者脉应洪实，但痧者反微迟；厥冷不语者脉应沉细，痧症者脉反滑数等。

三、三焦辨治法

畲医用畲药治疗痧症常用急救散、丹剂和单方验方。除了常规辨痧法、特殊辨痧法辨治外，还常按三焦辨证用药，这与中医学温病的三焦辨证概念不同。痧阻上焦常表现为头昏、胸闷、气短，甚者眩晕欲跌，气绝身亡。治疗以辛散发痧，开窍醒神。常选用三苍子、六角

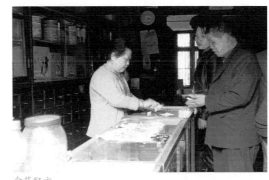

畲药配方

仙、铺香柴、金钩、黄花仔、塌地蜈蚣、藿香、奇蒿、田鲜臭菜、破铜钱、山桃旦根、斑竹根、一包针、坭底蛇、活血丹。痧阻中焦表现为脘痞腹胀、纳呆、体乏，甚者脘腹绞痛、恶心呕吐、晕厥。治疗以芳香行气，化浊祛痧。常选用藿香、蕺草、佩兰、葛根藤、食凉茶、鲜荷叶、坭底蛇、紫荆藤、铁兰、半边莲、鼠麴、绿花白根草、山金柑。瘀阻下焦表现为尿黄、尿痛、脊酸、腰痛、乏力，甚者脊痛腹胀、尿血、尿闭、昏厥，治疗以顺气行湿，苦寒通利。常选用铜钱草、银线草、铜丝藤、凤尾草、蛤蟆衣、斑竹根、龙须草、茺蔚。

总之，在按三焦辨治的同时，还要按药性寒热凉温和痧症的寒热特性来选药。一般以寒体用温药，热体用凉药的原则。此外，有的畲医还会依据痧气阻气、阻血、阻经、阻络而分别选药，达到药到痧除的疗效。

畲医痧症疗法

畲医痧症疗法是畲族医药中最具特色的治法之一，畲医诊治痧症有悠久的历史，许多畲医和畲民对痧症有独特的认识，现仍传承和掌握着多种发痧疗法，而且手段多样，畲医民间特色外治疗法对痧症常起到立竿见影、手到病除的效果。

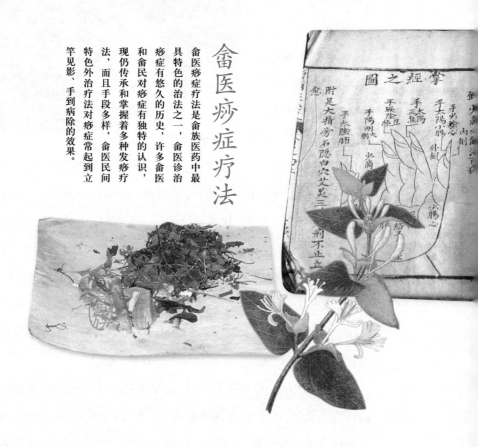

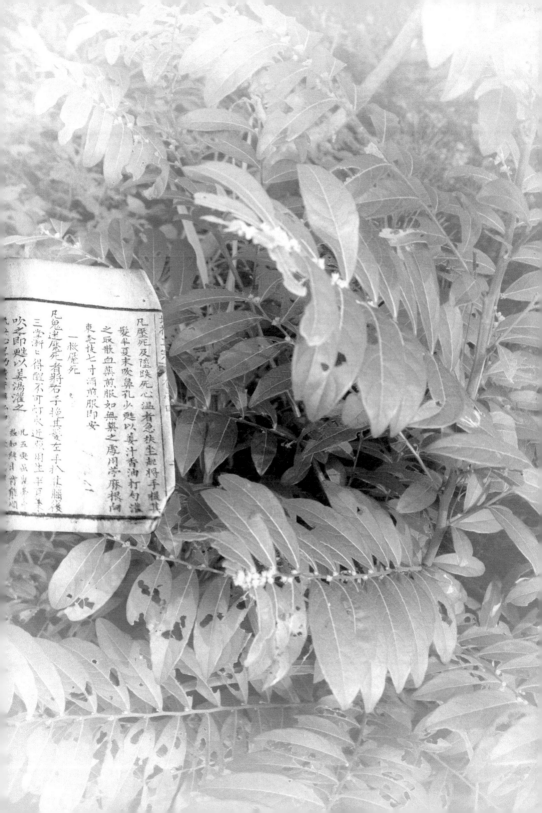

畲医痧症疗法

　　畲医痧症疗法是畲族医药中最具特色的疗法之一，畲医诊治痧症有悠久的历史，许多畲医和畲民对痧症有独特的认识，现仍传承和掌握着多种发痧疗法，而且手段多样，畲医民间特色外治疗法对痧症常起到立竿见影、手到病除的效果。特别是对一些急诊急救的病症，为院前抢救赢得了时间，常起到速救即效的作用，具有简、便、易、廉等特点，可促进日常保健，也为部分病人赢得抢救时机，是无器质性疾病院前急救的辅助措施之一。由于畲医一直处于秉承师祖、口传心授的传统继承模式，许多医技濒临失传。

　　畲医痧症的治疗对病情较轻者采用刮痧、撮痧、焠痧和搓痧等，病情急重者采用针刺、放血、挑痧或配合畲药治疗。治疗方法分为：外治疗法、内治疗法及内外同治法。

[壹]常用疗法

外治疗法

　　畲族人以往在艰苦的生活条件和恶劣的自然环境的压迫下，以其独特的生存方式和顽强的生命力，与疾病展开了不屈不挠的斗争，积累了许多中草药的防治经验和简单易行的医疗技术。其中撮痧、刮痧和挑痧等发痧疗法便是几种历代相传的简单疗法。这些疗法，在过去不知挽救了多少畲族贫民的生命。时至今日，在畲族山区，这些疗法仍有其重要的实践价值。

畲族民间治疗痧症外治法有着悠久历史，外治疗法在常见病、多发病的治疗上，具有操作方便、不良反应少、价廉和功效明显等优点。常用外治疗法有刮法、撮法、搓法、焠法、挑法、捏法、抓筋、针灸、放血、拔火罐和畲药外治。

（一）刮法

刮法又称刮痧疗法。刮痧疗法是畲族人民数千年留传下来的最传统的发痧疗法之一。刮法是用小器物在人体体表部位进行反复刮动、摩擦，用以治疗疾病的方法，这是最常用的痧症治疗法。这一疗法简便易行，无需药物，见效快，因此在畲族民间广泛应用。

1.操作方法

（1）物品准备：用食指，或用竹木制品的头梳，边缘光滑的嫩竹板、小瓷碗、瓷汤匙、苎麻、铜钱等随手可拿的工具，用酒盅或瓷碗盛少许茶油或清水、酒、醋、茶水等作润滑剂，在人体体表部位进行反复刮动、摩擦。

（2）常用的刮痧部位：多选在上肢内侧肘弯处、颈部大椎两边至肩髁或脊柱等处。胸部取第二至第四肋间从胸骨向外侧刮，避开乳房。背部刮背部和督脉循行部位，先从第七颈椎起，沿着督脉由上而下至第五腰椎，然后从第一胸椎旁开沿肋间向外侧斜刮。此为畲族民间主要和常用的刮痧部位。头部刮眉心和太阳穴，颈部刮项部两侧、两侧胸锁乳突肌，四肢刮肘的屈侧面。

（3）常用的操作方法：暴露刮痧部位，先选准欲刮部位，用热毛巾蘸肥皂将准备刮痧的部位擦洗干净。用右手持工具，抹上少量清水、茶水、米醋、黄酒或植物油作为润滑剂。一般热痧选用清水、茶水、米醋；寒痧选用黄酒或油等辅料。在选取的体表部位，用手指轻拍欲刮部位皮肤至微红，再用掌刀、铜钱、瓷汤匙、小酒杯、小瓷碗等光滑边缘作为刮器，放在患者欲刮的部位，用腕力刮动，一般先从头颈项部开始，再刮背、胸及四肢部位。匀力从上往下刮或由内向外反复刮动，逐渐加重。沿同一方向刮，切忌上下刮动，用力要适当均匀，过轻达不到疗效，过重易使皮肤刮伤破损。一般刮10～20次，刮几下后再涂抹润滑剂，刮痧的时间一般掌握在约10～20分钟，以患者能忍受为度，或直刮至皮下呈现紫红色斑点、斑块、痧痕为度。如最常用的刮脊方法：患者俯卧或反坐在背椅上，手抱椅背，施术者用刮器（铜钱、瓷汤匙等）自大椎穴顺着脊柱往下刮，直至骶骨处，刮的次数要多，不少于100次，至脊柱显出痧痕。对于年青体壮者，则可选择刮背方法，先令患者双手抱胸呈坐式，可用磨滑边缘后的牛肋骨，或用竹条火烤成特殊的刮背竹刀，在患者背上抹上香油，用牛肋骨或竹刀两端从患者肩部轻轻下刮至髋关节处，从上往下刮,用力均匀适度,时间要持久,以背部出现紫红色痧痕为度。刮痧接近结束时,应嘱患者休息几分钟,再在刮过的部位刮动十几下,然后擦干润滑剂,让患者适当休息。

2.临床应用

(1)应用范围:先在患者的背部或胸部试刮几下,见皮肤出现青紫而患者并不感觉疼痛者,为本疗法适应症。如见患者皮肤发红,疼痛难忍,则非本疗法适应症。

(2)临床适应症:体质属热症和实症者效果尤佳,适用于功能性问题,如局部酸痛无力、中暑、感冒、发热、咳嗽、风热喉痛、呕吐、腹泻、头昏脑涨等。而对器质性疾病,如心脏病、肝病、高血压、肾脏病、中风、传染性疾病等效果有限,应及时转送就近医院治疗。

3.注意事项

(1)严格掌握刮痧适应症。凡危急重症,如心脏病、高血压、中风、传染性疾病,刮治部位皮肤有溃烂、损伤、炎症的,饱食后或饥饿时,均属禁用本疗法范围,有的应及时转送就近医院治疗。

(2)工具选择:刮痧工具的选择以不会损伤皮肤为原则。

(3)刮痧时,室内要保持空气新鲜,天气凉时要注意避免感受风寒,以免加重病情。

(4)刮痧过程中如见患者出汗不止或出现其他危急症状,应立即中止刮痧,并及时采取措施,以防发生意外。

刮痧疗法可使脏腑功能调达，周身气血流畅，经络疏通，使脏腑秽浊之气通达于外，从而达到治疗的目的。现代医学研究证明，刮痧疗法能促使局部组织高度充血、血液循环增强、新陈代谢旺盛、毒素加速排出，有利于机体康复等作用。尤其在不能及时服药或不能进行其他治疗时，更能发挥它的治疗效用。

（二）撮法

撮法又称撮痧，分抓痧、捏痧、挟痧、拧痧等方法，是畲族最常用的发痧疗法。

撮痧疗法又叫挟痧疗法和抓痧疗法，是在患者一定部位或穴位上，拧起一个橄榄状的充血点，以治疗疾病的一种方法。

适应症：主要用于治疗急性胃炎、肠炎、中暑、流行性感冒、伤风等痧症范畴。

方法：先准备润滑剂（同上），不同的痧症选择不同的润滑剂，有不同的治疗效果，然后手握紧拳头，五指屈曲呈60～90度，用食指、中指的第二节，蘸上准备好的润滑剂，对准要撮的部位，把皮肤用力撮起，然后突然松开，皮肤还原，这时会发出"啪"的一声，连撮5～8次，多则10余次，至局部皮肤出现紫红色痧痕为止。如无痧者一撮会感到疼痛，而患痧症者一撮会感到舒适。撮痧部位一般在颈部、胸部、背部、眉间或太阳穴，大椎、肩井、印堂穴等处为多，但多根据畲医的经验和病情而定，可选择一处或多处。有的在颈部撮一圈;有的在胸前撮一圈;有的以乳中线为中心,上下左右各撮十几处,俗称后八卦;有的只撮印堂穴。绝大多数撮痧一次即可显效。若无效,可反复多次进行撮痧治疗,直至痊愈。

禁忌症:此法主要是用来治疗痧症的,治疗范围较小,适应症之外的病症不宜使用。

注意事项:(1)手法的轻重、抓撮穴位的多少、每穴抓撮的次数,要视患者的年龄、体质、疾病性质、疾病轻重等具体情况而定。儿童与年老体弱者,手法宜轻,撮穴宜少;体质壮实者,手法宜重,撮穴宜多。不能千篇一律。(2)局部痈肿、疮疡、皮肤溃烂或损伤,不要抓撮。(3)在用此法治疗的同时,可配合药物、针灸、推拿、擦涂等疗法,以求尽快治愈疾病。

(三)搓法

搓法是利用茶叶、新鲜草药等在患者背部或腹部,自上而下,反复搓揉,使搓揉部位发红呈紫色为止的治疗方法。畲族民间常用来治疗痧症。

1.操作方法:分两步。

(1)准备:取新鲜紫苏叶50~100克,橘叶7~14片,鲜葱2株,生姜3片,头发1撮,放在小钵内,滴上7滴植物油(陈年油更佳),加盖后置锅上蒸15分钟备用。也可取泡好的茶叶备用。

(2)操作方法:嘱患者俯卧于治疗床上,裸露上背部。施术者趁热取出钵内药物，在患者背部自上而下反复搓揉，搓揉数次后再蘸小钵内药液继续搓揉，用力要均匀适度。过重会损伤皮肤，过轻则达不到治疗目的，直搓至患者背部呈现红紫色为止，此红紫色为"痧斑"。

2.临床应用：广泛用于治疗痧症，对中暑、感冒等有独特疗效，对头痛、咳嗽、哮喘、腹泻等也有一定效果。

3.注意事项：施术者在取出钵内药物时要掌握药物的温度，避免烫伤皮肤。皮肤有破损的，或有皮肤炎症的，或有过敏的忌用本疗法。

（四）焠法

焠痧适用于体质较弱者或孕妇、婴幼儿、年迈者。先把植物油倒在小酒杯内，用灯芯草或粗纸做成灯芯，然后对准患者的额前、耳后、胸前、腹部两侧，背腰部、上臂和大腿内侧与弯曲处等皮肤上出现细红点状如蚊迹、粒似痦麸的痧点，快速准确地点灼，焠到痧点时会发出"啪"的一小响声。一个痧点只要焠一次即可，所有痧点都焠了，人即刻会感到舒适而痧症痊愈。

（五）挑法

挑法有挑痧与挑病珠两种。

1.挑痧：是较常用的发痧疗法之一，对年老体弱和孕妇儿童尤为适合。在患者感到全身不适，似被绳索捆绑时，通过挑痧治疗后全身会感到轻松、舒适。方法为右手斜握银针,针尖露出米粒大,对需挑痧的部位多次轻挑,直到挑出血丝来。挑痧部位除脸部、臀部外,各处均可挑,但多数选在十宣、甲沟上边正中、手太阳、期中线、任督脉等处。病情轻者轻挑,病情重者重挑。有些畬医重挑后还用盐搓。

2.挑病株:也叫挑斑株,是重挑的一种,不仅要挑痧斑痧株,更要挑断斑和株间的连线,且要一次挑完,挑后患者顿感舒适。据称这种疗法会"成瘾",下次类似病症患者还想使用此法。

畬医又称挑法为"挑珠法"、"挑病珠"、"挑斑珠"等,畬医常用来治疗痧症。挑法是用银针(主要是用三棱针)在患者的某些穴位上轻轻地挑出血丝来,挑后能使患者感到舒适,症状得到明显缓解的方法。

(1)操作方法:分两步。

① 准备:银针、三棱针,消毒品有酒精、碘酒及消毒棉签。

② 方法:根据病情选定好穴位或部位。常用穴位的选择:十宣最为常用。其他选择的部位较广,除脸部外,全身各处都属可挑部位。首先常规消毒挑刺部位,施术者右手斜握三棱针,针尖露出半米粒大,在选定的穴位或部位上轻挑或重挑。轻挑只是在表皮上,以不出血为度;重挑在表皮上挑出血丝,挑后从针孔中挤出血,以患者感到舒适为度。若症状不能缓解,还可以继续挑2~3处。挑法

完毕后，用酒精棉球压住针挑处1分钟，令患者休息。挑金津玉液时，患者张口伸舌，施术者一手用毛巾轻牵舌头，一手持针点刺出血，然后清水漱口。"挑病珠"或"挑癫珠"是有经验的畲医可以在一些患者身上找到"病线"、"病珠"或"癫珠"。"病线"轻者可有两条线，呈白色；重者有八条或更多线，呈米黄色。"病线"会有交叉点，像蜘蛛网，在两线交叉处结一粒或多粒"珠"，在光线充足的地方可以找到，顺线找珠，找到珠后，挑出血丝来。若一次没挑完，病还会复发，还要再挑，直到挑完为止。

（2）临床应用：畲族民间广泛应用的痧症治疗现在多用于高热惊厥（小儿急惊风）、风热感冒、中暑、急性肠胃炎、急性腰扭伤、偏头痛、哮喘、小儿疳积等。

（3）注意事项：挑法多适用于热证、实证、急证，凡属寒证、虚证等都应慎用或不用。有出血倾向（血小板减少、紫癜）的患者不适用此法。另要避开大血管，出血不止时要及时采取有效措施。

（六）捏法

畲医又称捏法为抓痧、捏痧法，是施术者在患者身上的某些部位或穴位上多次地施用捏或抓而达到治疗某些疾病的一种治疗手法。

1.操作方法：分两步。

（1）准备：一只瓷碗，碗中放一点清水或茶水、茶油、酒、醋等作为润滑剂。

（2）方法：抓、捏部位或穴位，常用部位为后颈部、胸部、背部、眉间、太阳穴、大椎穴、肩井穴等。

2.临床应用：捏法在畲族民间多用于治疗痧症。施术者手呈握拳状，食指、中指弯曲，第一、二指骨呈60~90度，蘸上准备好的润滑剂，用弯曲指头在选准的部位上，竖向把皮肤捏起，用力一拔，然后皮肤还原。这样反复几次后局部出现充血，皮肤逐渐变紫。捏胸部或背部，有的畲医称"捏八卦"，方法是以期门穴（乳中线）为中心，在双胸部上下左右各捏9处或12处，称为"前八卦"；在背部以肩胛线为中心，上下左右各捏9处或12处，称为"后八卦"。捏的部位与次数根据患者的病情和施术者的经验而定。捏后令患者休息。

（七）抓筋

抓筋可单独治疗痧症，也有的是配合刮痧或撮痧治疗痧症。

操作方法：用拇指与食指用力抓腋窝胸侧（胸大肌、胸小肌的肌腱），使患者上肢有发麻感，连续抓3~7次，再用大拇指贴锁骨上窝，四指贴背侧，抓肩井部位，用力抓3~7次，肩胛骨内侧（骶脊肌）3~7次。每次都要有"叭嗒"的响声，直至局部充血为止，抓的部位与次数根据病情而定。抓筋对治疗脘腹部疼痛为主要表现的痧症效果特别显著。

畲医的刮痧、撮痧、搓痧、抓筋注重部位，但不讲究穴位，讲究手法，轻重有别。一般都请畲医或有经验的畲民施行，效果迅速显著，方法简便易行。

（八）针灸

畲族医药学的针灸疗法包括针刺和灸法，与中医的针灸疗法不同。

1.针刺：畲医针刺注重部位而不讲究穴位，多采用较短的三棱银针。方法为右手斜握银针，中指挟着针尖，露出米粒大小，在选定的部位上挑针。挑针分轻挑和重挑两种，轻挑只是在表皮上，以不出血为度；重挑在表皮上排出血丝，有的挑后还要挤血，从针孔中挤出血珠。针刺部位视病情和医者的经验而定，但比较一致或用的最多的是前后心的"八卦针"。此外，还有另一种针刺疗法类似于

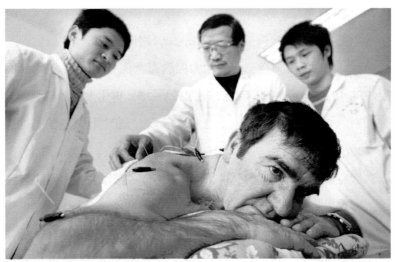

畲医徐志林（中）正在诊治病人

中医针灸。在刺入穴位后一般不留针，因刺激较强，大多不超过10至（呼吸10次），得"气"后即出针，针刺穴位3～5穴。对少数病情较重，需要紧急施救的痧症也有采用留针，在银针刺入人中、十宣穴得"气"后，留针约半小时左右。

2.灸法：多采用隔姜、隔盐灸。自制艾绒，一次一个部位只灸一壮，点绒要求用香。痧斑面积较大者用自制艾条熏烘，至局部红热为度。

（九）放血

放血，畲医又称刺终、刺痧筋，即用针刺破皮肤浅表静脉后放出少许血液，将痧毒、瘀血放出。放血的部位及数量根据痧症而定。放血有泄火解毒、散瘀消肿、退热止痛、醒脑开窍、祛邪利湿等功效，起到疏通经络、贯通气血的作用。

（十）拔火罐

拔火罐在治疗中仅用于寒痧，热痧禁用。

（十一）畲药外治

内治疗法

药物内服是常用内治痧症疗法。畲族医学认为痧症是由于感受外邪或内邪丛生而引起，因此痧症是有实无虚之证。治疗应以清痧解毒祛邪为主，不能用补药。畲医用药物治痧根据各地的用药习惯、经验和师承的不同，多采用当地的畲药（中草药）治疗。单独用畲药治疗较少，多数是配合其他方法。药物治疗以单味、验方或辨证组方为主，最常用的畲药有茶水蓬、铁拳头、山油麻、鸭脚柴、九头狮子草、山苍子、破铜钱、塌地蜈蚣、粘花草、叶下白、黄花仔、田鲜臭菜、千年勿大树、鼠麴、金钱吊葫芦、蛇舌草、六角仙、莞尉、铁马鞭、黄荆条、豆片草、四对金、铜丝藤根等。

内外同治法

治疗痧症先通利血脉，对病者进行穴位拍痧、吸痧、抓痧、挑痧等疗术，打通筋脉、畅通血流，再内服解毒、排邪恶的青草药。例如，少儿患惊吓风，高热不退，四肢抽搐，血凝气滞，生命垂危，可以用单方"惊吓草"服用，效果甚好。也可以配剂鸡骨柴、鲤鱼胆、烘缸草等十余味青草药内服，并可配用银针灸穴等。常用内外同治法有刮法、撮法、搓法、焠法、挑法、捏法、抓筋、针灸、放血、拔火罐等配合畲药治疗。

小结：

发痧疗法是畲医最具特色的技艺，是一种安全、无副作用、无污染的自然疗法。这种疗法不但可治疗各种疾病，还可对亚健康人群的预防保健起到立竿见影的作用，符合医学发展的潮流。

现代研究表明人体在疾病或亚健康的状态下，组织器官的生理功能发生变化，外来的细菌、病毒或体内有害代谢产物不能通过呼吸、汗液、大小便及皮肤代谢等形式排出体外，这些有害物质既是病理的结果，又是疾病的原因。当体内有害物质积聚到一定程度时，可使机体毛细血管的通透性发生改变，粘膜、肌肤充血，表现出红色、紫青色或青黑色的斑点和斑块。畲医用验痧来诊断痧症，而健康的人验痧和刮痧是不会出现痧的。

[贰]畲医痧症的症状及治疗

畲族医学对痧症的治疗极具特色，认识比较直观、形象，富有哲理。对痧症的种数至今还没有一个统一的说法，有的认为痧症有36种，但多数认为有72种，据调查了解还有多达108种之说。这是由于畲族长期沿用古代的十月太阳历记时法来记述疾病种类之故。用36来命数，倍之则为72，加之则为108。其实这是形容病症"很多"的托词。目前还没有真正总结出36痧症或72痧症。对痧症的描述，有的有详细的症状和治疗方法，有的只有病名和主要症状，没有治法，有的只说出病名。下面将常见痧症一一作下介绍：

一、根据六气而命名的痧症

1.寒痧

症状：身发潮热，手尖微冷，恶寒喜温，因感寒邪而发。

治疗：治宜刮臂弯、腿弯，见痧筋放血，针曲池、少商等穴。再加服表寒之剂。

2.热痧

症状：眼红面赤，发热狂躁，大渴狂饮。畲医认为是痧邪侵入内脏，一周内不治则死。

治疗：宜拍臂弯、腿弯，见痧筋放血，刮胸前、背脊，撮太阳、颈部、肩井、大椎等穴。服清热解毒之剂。

3.风痧

症状：身热自汗，头痛腿酸，咳嗽咳痰，腹痛腹胀，继则呕吐不止，泻如赤白痢，最后心疼，面黑而亡。

治疗：治宜刮不宜针，刮背脊及两旁、胸前、两肩及颈后，服祛风解毒之剂。

4.暑痧

暑痧是最常见的一种痧病，它与中暑有密切的联系。畲家人大多以农耕为生，常常在高温和热辐射下长时间劳作，劳动强度大，体力消耗大。尤其是在夏秋季气候闷热的情况下肩挑走路，或居住在闷热的房间里，或逗留在人多拥挤的场所，都有发生暑痧的可能。此外，暴食暴饮，情绪激动等，也常是发生痧症的诱因。

症状：头昏目眩，恶心呕吐，腹胀腹痛腹泻，大汗淋漓，烦躁不安。

治疗：治疗宜刮不宜针，选拍臂弯、腿弯，见痧筋放血，刮背脊、胸前、肩井。但有些地方畲医治疗暑痧强调用撮痧，认为这是治疗暑痧是首选方法。暑痧根据病情轻重程度又分为伤暑、暑厥、暑闭三种。

5.瘟痧

症状：患者恶寒发热，似疟非疟，腹痛腹胀，或变下痢脓血，胸膈饱满，气急发喘，头面肿胀。畲医将瘟痧按发作季节的不同又分为春瘟和秋瘟两种。春瘟因寒气凝于肌肤之间，至春而发，人会传染，较为少见。秋瘟因暑热郁伏肌肤血肉之间，至秋而发，发病者多，老幼相传，成一方一域之瘟病。

治疗：治以放血消食积为主，随后应用和解清火之药。预防可用五月桃加黑枣、木屑燃烧，其气可避瘟痧毒。

二、根据发病部位而命名的痧症

1.喉痧

喉痧是指因风热邪毒外袭，火热邪毒搏结喉核，临床以咽喉部疼痛，喉核红肿，吞咽困难，发烧为病征，严重者呼吸困难，口唇发黑，窒息而亡。喉表面有黄白点状、片状腐物为主要症状的喉核病变，又称乳蛾、蚕蛾、喉蛾。根据发病急缓，又可分为急喉痧和慢喉痧。

急喉痧的病因病机为风热邪毒经口鼻入侵肺脉，咽喉首当其冲，邪毒搏结于喉核，脉络受阻，粘膜受灼；或外邪壅盛传里，肺胃经脉热盛，火热上蒸，搏结喉核，灼腐粘膜，喉核肿大而成喉蛾。慢喉痧病因病机多，或因脏腑功能失调，虚火上升，津液不足，虚火灼伤喉核；或急喉痧反复发作，风热喉痹治而未愈，邪毒滞留不去，气血不和，痰瘀内生，邪毒痰瘀结聚于喉核而成。

治疗：先要细看头顶有小红毛发急拔除，脑后、虎口有红紫筋、青筋，治宜针刺放恶血，取旧旱烟筒中烟油涂之，烟屎冲服。用铜钱顺刮后头窝，再用巴豆捣碎用粗纸卷成香烟样烧烟熏鼻，喉痧可消。若有咳吐白膜块者难治。畲医认为喉病不少是喉痧，但不一定都是痧症，应查验是否有痧。喉痛夹痧应先治痧，痧清病除。

2.肠痧

（1）盘肠痧

症状：脐周有蛇样盘旋感，隐隐作痛，不发热，如不及时治疗，病症发展，会引发阵发性剧痛，甚至死亡。

治疗：宜刮胸前、中脘、气海、脐周、腰部。

（2）绞肠痧

症状：脐下腹部阵发性剧烈疼痛，似如绳绞，足厥冷，面色骤变。

治疗：针刺十指尖出血，重刺中脘、气海、天枢、涌泉、委中、大肠俞、小肠俞。

（3）烂肠痧

症状：胁肋疼痛，直至脐周小腹，腰背等处隐隐作痛，小便赤，大便热，右足不能伸，重则便血，腹膜，烦躁至死。

治疗：宜针刺委中、足三里、三阴交等穴，压痛点加拔火罐，用活水芦根煎汤服。福安市坂中畲族医还用鲜鬼针草120克煎汤代茶治烂肠痧，有特效。

（4）坠肠痧

症状：下腹及阴部胀肿，触之有物，行走不便。

治疗：让患者平卧，针中极、归来穴，并用手轻托肿物缓缓送还。

（5）小肠痧

症状：小腹胀满而不痛，阴囊肿胀，平卧胀满减轻。

治疗：用手按摩将肿物托回后阴部，肿胀即可消除，阴囊缩小。俗称小肠气。

（6）大肠痧

症状：小肠作痛，腹胀，重则阵痛，大小便中有一闭，多为大便闭。

治疗：治宜拍臂弯、腿弯显现痧筋后刺出血，针曲池、尺泽、中脘、天枢、气海、大肠俞、小肠俞。再用葱一把加盐捣成泥敷脐。

3.肚翻痧，畲医又称土积、脾积

症状：因饮食积滞所致。症见腹胀闷痛，呕恶吞酸，大便秘结，下腹缓缓胀痛或肚腹阵痛，不思饮食，如饮食肚内如翻开之状。

治疗：畲医常用刮、针法，刮胸前、中脘，针建里、气海、手足三阴里，口嚼盐腌山苍籽，至胀消痛止即可饮食。内治宜健脾消积。药用高良姜、青皮、谷麦芽等。

4.蛔结痧

症状：胃脘胀热，腹部阵发性疼痛，大便不通，进食即吐，或口吐蛔虫。

治疗：宜刮背部、胸前、臂弯、腿弯、肩井，针足三里、三阴交等穴，中脘隔姜灸一壮。

5.斜腰痧

症状：腰部闪痛，忽左忽右，身倾腰斜。

治疗：宜刮痛处，针委中、足三里及腹肌穴。

三、根据仿动物形态特征而命名的痧症

1.蛇痧

症状：患者肚子胀痛，疼痛难忍、反复翻滚，其形如蛇滚，类似现代医学的胆蛔症。

治疗：治宜在头顶门、脚掌心，针后涂上烟油，肚脐挑三针可愈。或先挑肚脐三针，次挑顶门一针，左右脚心各一针，用烟油拭之即愈。但也有的畲医认为针后抹烟油只能缓解疼痛，不能根治，要配合中草药治疗。

2.鱼痧

症状：恶心，多饮水，腹部胀痛。

治疗：用鱼骨烧灰存性，黄酒调服，出汗，即愈。

3.蛤蟆痧

症状：肚胀如蛤蟆。

治疗：在肚脐周围挑七针，小肚（关元）挑三针，气通痧除。

4.凤凰痧

症状：患者股肱摇摆，像凤凰走动。

治疗：口服雄黄水，用鞋底敲打患者的脚和腰部，直到摇摆停止。或用鞋底打脚与腰，再以雄黄水饮之。

5.乌鸦痧、狗痧

症状：二症同治。其证头疼、头沉、头麻、眼黑恶心、发搐，指甲青后，遍身青，上吐下泻，不能言语。小腹疼痛不急治则死。牙关不闭则已，若闭，急用箸撬，令病者卷舌视之，舌根下或有红黄紫黑等泡。

治疗：急用针刺破，出血，雄黄点之，即愈；如不愈，再以松皮、猪牙皂、石竹花子煎汤服之，盖被出汗，忌风忌米汤三日。或宜急撬开牙关，拉出舌头，舌根下有红黄黑紫等小泡，用针刺破紫斑块出血，用雄黄点之，然后以山苍籽熬汤服之。

6.鹿痧

症状：口吐鲜血，浑身发紫斑，似梅花形（状似梅花鹿）。

治疗：宜先用针刺破紫斑块出血，再用鹿角胶炖黄酒饮服。

7.象痧

症状：发病时流长鼻涕，心痛，甚至昏迷。

治疗：急用银针挑双侧肩髎，肩髎放血，再用雄黄点上，刮前胸，即愈。

8.狮子痧

症状:头疼心慌,全身起大疱如狮子状。

治疗:用针刺破水疱,雄黄点之,再用盐醋水饮之,并加调理。

9.猪痧

症状:患者心热心痛、四肢厥冷、浑身打颤。

治疗:急验患者舌下,若无紫疔则非痧症。若有紫疔,则针破出血,用盐点之。

10.母猪痧

症状:患者形似猪拱地,神志恍惚。

治疗:宜先针舌根,再针两手十指甲边(女内侧,男外侧)至出血,灌服泔米一碗可清醒。或先针刺舌根,又在两手除大指外的其余指的指甲边肉上各刺一针,后用猪食盆内剩泔水灌一大碗,即愈。

11.奔牛痧

症状:心痛,胁肋肚腹胀满,自感心跳如牛奔。

治疗:掀开患者嘴唇,针刺唇上、牙床及唇面若干点出血,用盐点之。轻刮胸前、背部,显现痧痕后刺出血。

12.夯牛痧

症状:患者心烦不宁,自感如牛抵人。

治疗:针天突、膻中穴,撮大椎穴上,让患者口嚼麦秆或谷秆,如口中感觉到麦稻秆味,说明病根已除。

13.羚羊痧

症状：患者眼睛闭合，似困似睡，状如羊，然转身呼哈俱言疼痛。

治疗：宜急用针挑尾骨二针见出血，让患者清醒即愈。

14.羔羊痧

症状：得病如羊声，满口吐沫。

治疗：用雄黄、白矾、蝉配合姜汁，凉水饮下，即愈。

15.猿猴痧

症状：发病都为男性，心腹胀，小腹痛，口、舌、指甲发青，心烦意乱，坐卧不安。

治疗：宜针挑阴囊中线及两侧表皮至有舒适感即可。

16.狐狸痧

症状：头疼头仰，干呕，浑身出汗，不思饮食，胡言乱语。

治疗：用针挑喉结上与下处，重挑前后心窝，挤出浓血即愈。

17.猫痧

症状：患者鼻舌及两手扣地拥心，形似猫状。

治疗：宜针挑两鬓角出血，口服雄黄酒。

18.老鼠痧

症状：患者唇黑紫肿痛，咽喉痛，胸膈臌胀。

治疗：宜针眉心挤出浓血，撮前胸，刮后颈部。或于发鬓角眉心各口挑一针，见血即愈。

19.兔子痧

症状：其形如兔子走荒野，脚走不停。

治疗：治时勿让患者坐卧。先用针挑骶尾出血，手蘸凉水拍额头，再用牛骨梳刮脊。或用炮药卷舌擦，只许走着治勿令坐卧。或用湿土（制成如帽子形状戴头上，使闻土气即愈）。

20.鳝鱼痧

症状：头与腮肿胀，似鳝鱼状。

治疗：用纱织的旧渔网烧灰，黄酒调服，汗出渐愈。

21.蝎子痧

症状：患者扒地拥心，挺腿，如蝎子撅尾。

治疗：治时将蝎子爪焙黄为末，黄酒送服。

22.壁虎痧

症状：患者摇头摆手，口角强硬。

治疗：治时用针刺破舌下紫疱，烟油涂之即愈。

23.蜈蚣痧

症状：头出冷汗，双手拥心，口吐黄水，细看脊柱两旁有紫筋，似蜈蚣。

治疗：用针刺之后点上雄黄，有些畲医认为先刮紫筋之后再拔火罐。

24.蜻蜓痧

症状：患者浑身打颤，两手张翼，状似蜻蜓。

治疗：宜用竹扫帚在患者面顶一拍即愈。

25.老鹳痧

症状：患者恶心、呕吐不止，舌根强硬。

治疗：用针刺破舌下紫疔出血，用雄黄点之，再针间使，刮胸前。

26.黄鹰痧

症状：患者撅嘴，心疼，下腹部反绞痛，严重者昏迷。

治疗：宜用手蘸凉水拍臂弯，现痧痕后针刺出血，雄黄点之。

27.螳螂痧

症状：患者头斜，形如螳螂，吐痰不断，重则昏迷。

治疗：急刮臂弯、腿弯，宜针刺痧筋，挑臂弯三行。

28.鹊子痧

症状：患者胸背肿痛，小腹饱胀，口渴心热，见食即吐，心中钝跳。

治疗：治宜挑两大腿腋摺，见血即愈。

29.蚯蚓痧

症状：上吐下泻，摇头摆首。

治疗：用蚯蚓粪土和黄酒饮下，出汗可愈。

30.蜓蜓痧

症状：患者心疼，扒地拥心，两手捧腮，两脚屈不能伸。

治疗：用青稞或大麦煅黄为末，黄酒送服。

31.蚂蚁痧

症状：自觉手足麻感，似蚂蚁在皮肤上爬，心里难受，搔又搔不得。

治疗：治用盐水炒麦麸，以布包之，趁热在麻感处擦抹，冷却再炒再用，但应防止烫伤，不能过热。

32.蜜蜂痧

症状：哭声不断，恶心上吐下泻，舌下有紫疔。

治疗：针刺破用盐点之，即愈。

四、根据病症特征而命名的痧症

1.哑巴痧

症状：患者发病时突然不能言语，眼神变直。

治疗：宜用本人穿的鞋或亲人的鞋轻击患者头顶即可，也有用手蘸凉水轻拍额上亦可。或用鞋底蘸凉水轻打顶门，女人分发用手蘸凉水拍之，即愈。

2.偏枯痧

症状：患者自头至身半边不舒，举动不利，痛痒不敏感，口中流涎，此因瘀痧所致。

治疗：应验痧筋，并放血，重刺病侧穴位6～8穴，每天轮换。配合服用通筋活络畲药。如误治反成不治之痧。

3.反弓痧

症状：发热、角弓反张，痰涎昏瞀，或口禁，牙关不利，类似破伤风或高热惊厥。

治疗：治宜先拍臂弯、腿弯，刮背脊，针刺十宣、印堂等穴。

4.缩脚痧

症状：或吐或泻，或吐泻并发，浑身筋络收缩，手足拘挛，或左或右，或一手一足，或两足吊挺，或手足抽搐。

治疗：治以急拍臂弯，至紫黑后挑破放血，刮两肩与小腿，轻针刺十宣，挤出血丝，重针刺肩井、曲池、手足之里、涌泉、阳交等穴，用辣蓼煎汤熨手足。

5.栀黄痧

症状：全身上下、头面、眼睛尽如姜黄，四肢僵直，大小便不利，甚至便闭，奄奄欲死。

治疗：治宜十宣、曲池、肩井、阳交、委中等穴放血。以青木香末、明矾汤送服，山扁柏代茶。

6.舌痧

（1）羊舌痧

症状：先有胸膈闪痛，继则舌与眼同侧左斜或右斜，舌似羊舌。

治疗：治宜重刺牵正、下关、颊车、地仓等穴至眼舌俱正为止。

（2）蛇舌痧

症状：患者不停吐出酸水与顽痰，舌似蛇信，伸缩不停。

治疗：治用香油刮两肩、缺盆骨至出现红紫斑。舌尖、中冲放血，重针中脘、气海。

7.眼痧

（1）白眼痧

症状：全身不适，常翻白眼，继则眼珠白膜遮睛，如日久不治，再逢肝火煽动，体发热可致失明。

治疗：宜针刺睛明、内眦、四白、关冲、少泽、公孙、至阴等穴，用豨莶草、皮硝加阴阳水煎洗目睛。或将顶门上灸三艾，如不愈再艾灸三壮，即愈。

（2）黑眼痧

症状：眼白变黑，双目昏暗，迎风流泪，怕日羞明。

治疗：治法同白眼痧。

8.珍珠痧

症状：身上长水泡，状似珍珠。

治疗：用针刺破水泡至出血，用盐点之。

9.乌痧

症状：面目漆黑，牙齿亦黑，身有黑斑，满身胀痛，四肢俱胀。畲医认为痧毒攻入内脏，气血不通，以致胀痛，若气滞血凝则不治。

治疗: 治前先拍肘弯、腿弯至现红紫斑块, 放血, 刮颈部、脊背、两胸肋。用丝瓜子49粒煎汤服, 如不及时治疗, 一周必死。

10.青筋痧

症状: 满身青筋涨起, 面色如靛, 从小腹疼痛直至胸肋, 困倦不堪。

治疗: 宜速针刺曲池、委中, 挤出黑血。服紫金锭, 白酒送服。

11.肿身痧

症状: 遍身肿胀, 神昏痰鸣, 直至昏迷不醒。畲医认为是因暑热、时疫之气内攻脏腑所致。

治疗: 治应刮臂弯、腿弯、胸前、背脊等处, 见痧筋则放血。浅针合谷、曲池、手足三里、阴交、解谿等穴。用明前茶炖郁金服。忌食热酒。

12.夹惊痧

症状: 眼睛上翻, 手足抽搐, 痰涎壅盛, 肚腹胀满。先验有否有痧筋, 如见痧筋, 再有额现痧粒, 可断为夹惊痧。

治疗: 宜先治痧, 痧退后再治惊。先用焠法, 见痧粒即焠, 再行挑痧, 宜轻挑, 不宜重挑。

13.痨痧

症状: 先有痨症而又患痧症。

治疗: 出现痧筋、痧粒后, 可用针刺和刮治痧, 但宜轻不宜重,痧除后再治痨症。

14.疟痧

症状：寒热往来如疟，但服用发表截疟之剂得汗不轻，仍因暑热凉风，臭气夹痰冲两胁，可现痧筋。

治疗：宜针间使、大陵、曲池、中冲、少冲、少商、合谷、商阳等穴，再刮背脊，撮大椎至出现痧斑。

15.疯痧

症状：眉发落脱，面目颓败，手足蜷挛。

治疗：畲医认为难以治愈，治宜刺痧放血，将毒排出。

16.霍乱痧

畲医把一切吐泻腹痛病症都可按霍乱辨治（出现划痕阳性者），并非单指现代医学因霍乱弧菌引起的霍乱。畲医认为霍乱也是痧症，分为两种。

（1）干霍乱

症状：腹痛而无吐泻，如新食者要催吐，久食要消积，食积下结者要冲之，把胃肠之毒排出体外。

治疗：治宜刮臂弯、腿弯，现痧筋后放血。

（2）真霍乱

症状：先吐后泻，或吐泻兼有，继则腹痛。治疗采用针、刺、放并举。

治疗：畲医治霍乱都用霍香正气散、明矾（如绿豆大十余粒），也采用山苍子、凤尾草等药治疗，但对遗尿不知（小便失禁）、四肢不收、气少不语、膏汗如珠，或躁乱入水者多半不治。

17.缠丝痧

症状：患者头疼心烦肚腹胀，甚者感到遍体难过，如被绳索捆绑，在前后心有紫黑黄点（丘疹），点子之间有丝相连，连成网状。

治疗：用针刺破血疹，用醋擦抹之，再用针挑断相连的丝。若患者自觉遍体麻木，查无紫黑黄点子，应诊为心痧，畲医也归属缠丝痧诊治。治宜在臂弯、腿弯处挑青筋，放掉紫血。

18.闷痧

症状：疲倦不堪，闷闷不乐，四肢乏力，饥饿不知，不思饮食，喜欢睡觉。如逐渐发展到眼睛昏黑，人事不知就难以救治。

治疗：宜早用针、刮、放血，并用西牛黄、冰片、麝香各五分研末吹鼻，促其清醒。

19.漏底痧

症状：泄泻无度，或夹里疾后重，症如赤白痢。重者寒热往来，顷间神形消减，皮肤皱软，多因病前饮食生冷不洁之物。

治疗：宜急重针中脘、大肠俞、小肠俞、肾俞、天枢、手足三里等穴。用盐填脐艾灸之，用豆爿草、凤尾草、黄排龟等畲药煎汤服。

20.血痧

痧毒冲心、冲肺、冲肝而发生胸中胀闷,饮食俱废,两肋疼痛,气喘或痰喘,如属痧毒起血痧,痧除血止。若属膈、痨则难治。畲医将血痧分为五种:

（1）涌血

症状:患者口涌西瓜瓤样淡红色鲜血。

治疗:宜急针肺俞、肝俞、脾俞、间使、手足三里等穴。

（2）吐血

症状:口吐血块。

治疗:宜急针肺俞、列缺、大椎等穴。

（3）衄血

症状:衄血不止。

治疗:宜针风门、前谷、手足三里等穴。

（4）便血

症状:应与痔疮等区别,属痧而便血者。

治疗:宜针承山、肉间、神门、鱼际等穴。

（5）迸血

症状:痧邪侵经,血逆上行,胸中如伤痛且热,口迸紫血。

治疗:宜重针肝俞、肺俞、中冲等穴,大陵穴放血。

（6）血流不止痧

症状：得病血流不止。

治法：用指甲、头发（各三钱），缠住煅黄为末，黄酒送下。不论何处流血，即此证。

畲医治疗血痧都配服止血的畲药，如仙鹤草、紫珠草、大小蓟、茅根、侧柏叶等，一般常用单味，少用复方。

21.膨胀痧

畲医认为如患痨蛊膈，神仙医不得，但对因痧毒侵害而引起的膨胀，则可医治，但医不得法也易致死。畲医认为痧毒引起的膨胀发病急、病程短，其症腹胀如鼓，脐突筋显。根据膨胀痧的病症又分为三种。

（1）血臌

症状：腹胀作痛，肚脐突出，青筋隆起，指头黑色。

治疗：宜轻拍臂弯、腿弯，见痧筋放血，重针手足三里、三阴交、合谷、隐白、太谿、内庭及大肠俞等穴。漆紫鲜根一两炖夹心肉服。

（2）水臌

症状：初起腹胀作痛，渐发热不退，腹部膨胀如晶，四肢头面皆肿，畲医认为难治。

治疗：宜轻针委中及下三寸、承山等穴。用陈葫芦开蒂，剜出籽，装入童便过夜，放置瓮中用温火烤黄，研末，童便送服。

（3）气臌

症状：初起发热，饮食俱减，腹渐大如臌，手足发麻而无力，指甲口唇渐黯，此乃痧毒所致。

治疗：治宜针手中十指尖、曲池等穴，刮脊柱及旁开1.5同身寸二条，由上至下，刮胸前、臂弯处，拍腿弯至现紫块。用红赤七鲜根一两和活青蛙一头，水少许炖服。

22.子午痧

症状：患者突然腹痛，上吐下泻，畏寒烦闷，四肢厥冷，重则发麻，汗出如珠，口烦渴，直至色滞唇白，气绝而亡。畲医认为此痧为六时痧，险恶难治。

治疗：急针手足十指尖、委中、曲池、间使、涌泉、中脘、关元、气海、胃俞、大肠俞、小肠俞、命门等穴。宜舌尖放血，拍臂弯、腿弯现出紫斑，全身各处痧筋刺破放血。用生艾、苏叶加陈酒，清水煎汤趁热揩洗手足及全身，直至手足转温，吐泻停止。

23.夹梅痧

症状：患者全身筋脉疼痛，甚至不知痛痒，气促如喘，经常叹息，喜欢嚎叫，多有过度刺激之因。

治疗：刮胸前、背脊及其旁，缺盆骨上，针小商、合谷、中脘、大陵、肺俞、灵台等穴，加服疏肝理气之剂。

24.穿痧

（1）穿骨痧

症状：患者自述始于腰脊间作痛，痛时侧身难动，渐至全身筋骨胀痛，关节疼痛。

治疗：宜针、刮结合，在痛处先刮现紫斑后针刺放血。

（2）穿膈痧

症状：患者脘部、胁肋间疼痛，单侧或双侧作痛，或冲上攻下作痛，痛时难忍，如箭穿膈。

治疗：宜重针建里、内关、合谷、中脘、气海等穴，刮胸前、背脊及旁开1.5寸琵琶骨，用橘叶七片煎汤服。

（3）穿胸痧

症状：鼻流清涕，胸腹钻痛。畲医认为是痧邪侵胸肺。

治疗：宜刮琵琶骨，再刮胸前，从胸骨上端直刮至胸骨柄，重针合谷、中脘、气海。

25.钻心痧

症状：患者心前区疼痛如钻，若自上钻下痛者顺而轻，忌食热的食物，自下钻上痛者逆而重。如果痛得连声音都喊不出来者则死。

治疗：急刮胸前、背脊及脊柱两旁。

26.风痧

（1）头风痧

症状：头痛腮酸，痛苦难忍，多为一侧。

治疗：治宜撮太阳、印堂两穴至现紫斑，刮颈后两侧，针双侧合谷及列缺穴。

（2）额风痧

症状：前额疼痛，头抬不起，望上则昏痛，俯视可稍减。亦称额头风。

治疗：宜针挑额头，印堂放血，针双侧合谷、列缺。

（3）流风痧

症状：患者朝感足肿痛，夕感手肿痛，或左肩痛，或右肩痛，各关节、肌肉都会发生，乍来乍出，时隐时现。

治疗：先查痧筋，见痧筋即放血，刮痛处。

27.血腥痧

症状：患者自述无论吃什么食物都会闻到血腥味，无法进食，食后即吐。查患者舌下有紫泡，有些患者指窝也有紫泡。

治疗：用针刺破紫泡，雄黄点之。再用黄豆七粒嚼之，嚼烂口中无觉生豆味者再嚼，直至嚼到有生豆味后再休息一个时辰方能给食。

28.珠痧

（1）红珠痧

症状：全身毛孔透出红点，状若红珠，渐绽凸起，满身疼痛，眼神发直，牙关咬紧，痛苦不堪。

治疗：宜急用灯芯草蘸香油焠之，用针挑断珠间的红线。

（2）黑珠痧

症状：头面及全身长出黑痣样红丘疹，状若黑珠，全身胀痛，如发展到舌变黑，黑珠绽凸则为险症。

治疗：针刺十宣、间使、曲池、阳交、委中等穴放血，刮手弯、足弯、背部及前胸，用针挑断珠间黯红线。

29.斑痧

（1）红斑痧

症状：全身布满如云样红色斑点，或大或小或连片，如豆如叶，全身疼痛，心烦胸闷。

治疗：宜刮背脊及其两旁、臂弯、腿弯。针挑断斑点（块）间红线。委中、阳交放血。

（2）黑斑痧

症状：身上皮肤发大小不等的斑瘢，心烦心闷，全身疼痛，如一周不治口吐黯黑色血而亡。

治疗：针刺十宣出血，曲池、间使、委中、阳交放血，刮肩井、肩髃、背脊及其两旁，针挑断黑斑之间的线。

（3）紫斑痧

症状：患者胸、背、臂、腿等处有紫色斑块，浑身胀痛，心烦闷。

治疗：同黑斑痧疗法。

30.线痧

（1）黑线痧

症状：寒颤身热，全身难受，重则手足抽搐。查臂弯、腿弯处皮中有隐隐黑线。如黑线上肩则症重，黑线扩散到胸前，甚至全身，患者感到全身被绳索紧紧捆绑，则不治。

治疗：宜先在臂弯、腿弯轻拍，致现紫块后针刺放血，针刺十宣、曲池、间使、大陵、委中等穴，并挤出黑血，针挑断黑线至出血。

（2）白线痧

症状：患者自觉身上如绳索捆绑，心胸烦闷，痛苦难过。

治疗：治宜在臂弯处上下轻推，可见皮内有隐隐白色如线，刮臂弯，针刺曲池、少商穴，挑断白线出血。

31.羊毛痧

症状：全身皮肤刺痛，腹胀连背，心烦心乱，此因天热而露身睡卧在当风处，游丝飘来沾着人体，钻入皮内而发。

治疗：治用封酒坛之泥捣碎加酒，拌和成泥团，在痛处皮肤上滚动，滚一遍换一团，直至游丝沾附在泥团内，邪气滚出而愈。

32.暗痧

症状：心闷难过，不思饮食，日渐憔悴，症变多端。有头痛发热，心中胀满，症似伤寒；也有寒热往来，似疟非疟；也有咳喘不停，自感烦闷，症如伤风；有面目如火，头面肿胀，四肢红肿，身体重滞不能转侧,甚至昏迷不醒,误治可致死,应慎辨之。

治疗:急验痧痕,确定属痧后可对症治疗。痧在表者刮之,痧在里者撮之,撮颈前与颈后、前胸及八卦,刮脊柱、肩部、臂弯、腿弯,痧筋发血,并随症下药调理。

33.痧积

症状:因痧邪侵袭肌体,痧气积于体内而成。症见脘腹满闷、恶心呕吐等。

治疗:宜清痧消积。畲医常用积血草、藿香、山苍子等适量,用水煎服。或用刮、捏法等外治法,疗效明显。

在不同地方,畲医对上述痧症也有不同的看法和认识。如偏枯痧,有些畲医认为就是中风,而有些畲医认为不是中风。又如子午痧,有些畲医认为是午时痧,是六辰受伤夹痧而发,认为要先治六辰病而痧即退,然都认为是痧症,故列入。

畲族医学对痧症有较完整的预防方法,畲医认为人体只有气血旺盛,筋脉顺畅,才能抵抗外邪的入侵,当气血亏虚,正气不足,复加邪气外袭,经脉阻滞,才会诱发百病。对痧症的预防,主要有以下三点:一、畲医认为动者不衰,乐则长寿。提倡坚持适度运动,保持乐观的心态,可预防痧症的发生。二、强调以防为主,未病先防。在春天挖积雪草炖猪肚食用,可预防痧症的发生。立夏前后常食苦野菜如败酱草、马齿苋、苋菜等,可以有效地预防痧症。采摘食凉茶嫩头阴干后常年泡茶饮，可预防痧症和外感。毒碧凑50g煎汤，取滚药汁泡鸡蛋服用，以及中草药复方如荷叶、青蒿、滑石、甘草煎服，荷叶、楂肉、茯苓、野葛藤、甘草煎服，花斑竹、甘草煎服等，均可预防痧症的发生。三、适时刮痧，顺畅经脉，促进气血流通，增强体质等都可达到预防痧症的目的。

[叁]畲医痧症常用急救方剂介绍

一、雷击散

据称是畲族先祖所得"神书"，为雷火击出的神书，能治各种痧症。

配方组成：牙皂9g、北细辛9g、土朱砂7.5g、明雄黄7.5g、薄荷9g、藿香9g、白芷3g、枯矾3g、桔梗6g、防风6g、木香6g、贯众6g、法夏曲6g、甘草6g。

功用：通关开窍，辟秽解毒。

主治：用于一切痧证、吐泻腹痛、中暑或暑厥、牙关紧闭、神昏谵语等症。现代常用于猩红热、急性胃肠炎、食物中毒等有上述表现者。

用量用法：将上述药材研成细末，存入瓷瓶用蜡封口，随带备用。每次0.6～0.9g，草管吹鼻；也可每次3～6g，姜汤送服，服用后用被盖好，令患者出汗。每次用毕都要用蜡封口，以免走气。

注意：孕妇忌服。

二、雷公救疫丹

据称是雷公击开石室,内显神方,被畲族祖先得之,能治各种痧症。

配方组成:牙皂7.5g、土朱砂7.5g、明雄黄7.5g、细辛10.5g、广木香6g、陈皮6g、藿香6g、桔梗6g、薄荷6g、贯众6g、防风6g、半夏6g、枯矾4.5g、白芷3g、甘草6g。

用量用法:将上述药材研成细末,存瓷瓶备用,每次0.9g,草管吹鼻;或每次3g姜汤送服。

注意:以上两丹散药物组成一样,仅剂量有所不同,畲医认为是两种不同功效的丹与散,各自称优。

三、卧龙丹

据传是卧龙先生在畲族地区时,该地区所率兵卒有不少人因患痧症而亡,后请畲医治疗而无恙,为称颂此丹,因而得名,方剂别名卧龙散。此丹可治诸痧,尤其对昏痧有特效。

配方组成:西黄3g、冰片3g、藿香3g、细辛3g、猪牙皂角9g、闹羊花9g、蟾蜍6g、灯草灰3g、金箔50张。

功用:开窍通闭,排秽辟瘟。

主治:诸痧中恶,霍乱,五绝,诸般卒倒急暴之证,痰热内蒙,口闭不语如厥者,亦治痈疽、发背、蛇虫咬伤。

用量用法:将上述药剂研成细末,存瓷瓶备用,少许吹鼻。也有个别畲医用卧龙丹3g调姜汤灌服，可得奇效。

注意：孕妇忌服。

[肆]畲族民间痧症常用处方选

在长期生产、生活实践中，畲民为适应生存环境和生活健康要求，积累经验，探索出了畲医药学。由于畲族有语言而无本民族文字，畲医药大多靠口传心授，习而验之，重于实践，也可以说畲医药是一门以实践为主的经验学科。本书收集到了部分畲族民间常用痧症处方，汇编如下。需要说明的是：以下汇编的处方均未经验之，仅供参考。为保持处方的原样，处方中所列病名系调查时畲医、畲药人员所提供。

一、臌胀常用单方验方

畲医对臌胀一症也可按痧症辨证治疗，发痧疗法在痧症中已有论述。内治法常用的畲药有茶水蓬、铁拳头、山油麻、鸭脚柴、九头狮子草等。主要单方验方如下：

1.白头翁15g、茶水蓬（野艾）3g、铁拳头15g、黄栀根9g、棉茵陈12g、龙须草18g、朱砂根9g。用法：水煎服。

2.蒙干笋30g、山步仁（醉鱼草）15g、天蓼蒌草（荭蓼）15g、寒扭尾根15g、山茵陈15g。水煎服。（雷德许方）

3.大蓼（荭蓼）、苍耳全草、泡子皮（文旦要心红者）、樟皮、猢狲球（南五味子）根适量。水煎服。

4.半枝莲30g、九头狮子草（研粉吞服）30g、四脚天王（大叶三点金）15g、地耳草30g、马蹄金30g、阴行草30g、金钩藤15g、鸭脚柴（枫荷梨）15g。水煎服。

5.天竹儿、大腹皮、石榴皮、天罗丝壳各适量。水煎服。

6.铜丝藤草（海金砂）、水丁草（水灯芯）、山里黄根、水杨桃根（细叶水团花）、半枝莲、白花蛇舌草、水杨柳、炎板竹、铁丁头（香茶菜）、铁九菜、茵陈、温州清（鸡儿肠）、车前草、岩柏、白藤梨各适量。水煎服。（蓝观芝方）

7.金钱草10g、泽泻10g、泽兰叶12g、车前子10g、大腹皮15g、果仁20g、龙胆草20g、丹参20g、锦金香10g、虎杖10g、铁九菜10g、生黄根10g、半枝莲10g、白花蛇舌草15g、九节茶10g、大活血10g、矮茶10g、茯苓皮10g、土茯苓10g。水煎服。（雷新原方）

8.水边黄、水黄枝、山油麻、山荳、盐肤木各适量。用法：煎汤煮鸡吃。

9.干生（身）柴根、九头狮子草、地胆草、九层皮、七叶黄金秋、铁拳头、水杨柳各适量。水煎服。（雷宗明方）

10.牛奶绳、山油麻、花绳儿、厚朴、山苍子根、黄桑皮、山里黄根、扁柏儿、米筛子各适量。水煎服。橘饼为引。（雷三法方）

11.山苍子：在畲族广为应用，许多畲族家庭都有备用，用法多为煎汤服用。有的畲民将山苍子晒干备用，有的用盐腌制存瓷瓮备用。总之，无论是晒干或盐腌，都应用瓷瓮密封保存，不能走气，若走气就会降低治疗的功效。畲医认为，山苍子性温味辛，有益脾开胃、祛风发痧、破滞消食之功。畲族地区除了用其治疗各种痧症外，还用于治疗过度疲劳，心腹冷痛，风湿痹痛，跌打损伤等疾病。

12.体困纳呆方：山金橘10g、山胡椒10g、坭底蛇10g、紫荆藤20g、金钩6g。水煎服。

13.腹痛泻痢方：水辣蓼、蛤蟆衣、鲜荷叶各30g。水煎服。

二、喉痧常用单方验方

治疗喉痧的常用畲药有铁交杯、马兰草根、美人蕉、苦嘴草、鸭跖草、白枯居草等。常用单方验方如下：

1.铁交杯（杏香兔耳风）适量。水煎服。主治急性咽喉水肿、扁桃腺炎、咽炎。

2.苦爹菜（百路通）适量。水煎服。

3.飞来鹤白片适量。水煎服。

4.白头翁（三叶萎陵菜）、马栏草根、雪里开（单叶铁线莲）根各适量。用法：以上三种用米汤代水口服。白头翁用开水冲泡洗口，先洗后服。主治急性扁桃腺炎，白喉初起。

5.哈卢弟（东风菜）1g。用法：研粉，开水泡服。（雷德水方）

6.介狗铃（野百合）、白牛膝、野鸦春各适量。用法：米汤清泡，炖肉服，每天2～3次。（蓝佰根方）

7.鸭跖草（鲜）适量。用法：捣汁服，每天2~3次。（钟岩翠方）

8.九层壳（牛皮消）适量。用法：切片，开水泡服，每天2~3次。（钟岩翠方）

9.何首乌根适量。用法：切片塞牙关内，令吐口涎，半小时换一次，2~3次即愈。主治喉闭（气闭不能出声，或咽喉发肿，生有白膜）。

10.鲜苦参根30g、鲜马蹄金30g。水煎服。（雷后兴、卢俊明方）

11.野荞麦根20g、白枯居草（土牛膝）15g、浙贝10g、桔梗10g、蝉衣6g、丹皮10g、麦冬10g、甘草6g、薄荷（后下）3g。水煎服。（叶一萍、雷后兴方）

12.正头梅10g、生石膏20g、青黛10g、西豆根15g、川连15g、交儿茶15g、龙胆草5g。水煎服。（蓝陈发方）

13.白地蜂（筋骨草）30g、白牛藤（土牛藤）20g、老鸦草（鸭跖草）50g、种田白根20g、三白草30g。水煎服。严重者加小青草20g，气闭加笔管草，腹胀呕吐加山木通根30g。主治扁桃腺炎。（雷树成方）

14.大叶地汤莆（筋骨草）5~10g。水煎服。（蓝文春方）

15.僵蚕、月石、皂角、白矾各适量。用法：各等分为细末，每用少许吹喉痰出。（蓝观芝方）

16.一点红20g、一支黄花15g、一支香（杏香兔耳风）10g、柳叶白前30g。水煎服。（朱陈光方）

17.鲜马兰头根50g，水煎服。（蓝土凤方）

18.美人蕉适量。水煎服。（蓝春花方）

19.金针根30g、棕根30g、腌猪肉60g。用法：煎汤含咽。

20.夏枯草20g、金银花20g、苦嘴草（土牛膝）20g、白菊花20g。水煎服。发热者加三叶青（金丝吊葫芦）10g。（蓝祝飚方）

三、冷痧常用单方验方

1.苦爹菜（百路通）全草适量。水煎服。

2.金刚刺（菝葜）嫩头几个。内服。

3.野南瓜、天雷不打石（算盘子）根各适量。水煎服。

4.铁拳头（香茶菜）适量。水煎服。

四、滚筒痧常用单方验方

1.黄省藤（大血藤）根、茎均可，或青木香适量。水煎服。

2.山干子根（光叶海桐）、厚朴根、插田扭（茅莓）、哈卢弟（东风菜）、苦爹菜（百路通）、白麒鳞（乌药）、芦苇。水煎服。若腹泻加豆腐柴（腐婢），乌痧加合草（截叶铁扫帚）、黄荆。

五、漏肠痧（夏日伤暑，吐泻、腹痛）常用单方验方

取枫香嫩芽（鲜）6g、海金沙仁6g、金刚刺根6g、白桑子6g。用法：水煎服，日一剂，分两次服。（蓝石兰方）

六、常见痧症常用单方验方

1.痧气（腹痛）

处方一：积雪草（老鸦碗）适量，洗净捣烂绞汁，开水冲服或搓软，开水送服。

处方二：马兜铃根（白一条鞭）取少许，嚼烂，用开水送服。

2.痧症处方：枫香树嫩叶、铺柴嫩叶（牡荆）各适量。用法：各少许搓软绞汁，灌服。

3.痧症（腹痛）处方：庆紧、八面风、山藤根、竹叶椒各适量。用法：水煎服。

4.痧症（腹痛腹泻）处方：辣蓼30g、车前草30g、鲜荷叶30g各适量。用法：水煎服。（徐志林、雷玉琴方）

5.痧症（体乏纳呆）处方：山金橘（金豆）10g、山胡椒10g、坭底蛇（短藤南蛇藤）10g、紫荆藤20g、金钩（钩藤）6g各适量。用法：水煎服。（徐志林、雷玉琴方）

6.痧症（胸闷呕吐）处方：鲜藿香（土藿香）15～30g、鲜佩兰15～30g各适量。用法：水煎服。（徐志林、蓝翠娇方）

7.痧症（预防）

处方一：荷叶、青蒿、滑石、甘草各适量。用法：水煎服。（徐志林、雷玉琴方）

处方二：荷叶、不哩（楂肉）、茯苓、野葛藤（葛根）、甘草各适量。用法：水煎服。（徐志林、雷玉琴方）

处方三：花斑竹（虎杖）、甘草各适量。用法：水煎服。（徐志林、蓝俊方）

8.痧症（暑气）

处方一：小乌柴根（乌药）10～15g。用法：水煎服（蓝文春方）

处方二：黄毛耳草（全草）30～50g。用法：水煎服或泡开水服。

（蓝文春方）

七、暑痧常用单方验方

1.黄省藤（红藤）30g，煎汤服。

2.猢狲球（长梗南五味子）、黄省藤（大血藤）、山苍子根、樟树根、苦爹菜（百路通）各适量。用法：水煎服。

3.天师毛（落新妇）根茎适量。用法：水煎服。

4.六月雪嫩叶、黄金柴（牡荆）嫩叶各适量。用法：水煎服。

5.鱼腥草60g、香薷10g、金橘根30g、土木香15g。用法：水煎服。

（雷国胜方）

6.积雪草（老鸦碗）150g、落得打150g。用法：鲜全草加醋捣烂炖服。配合推、刮胸、拿虎口（合谷），拧胸及背部，自上而下拈风池穴，捏（甩手），掐人中等疗效显著。（林明方）

7.香薷15g、藿香15g、山鸡椒（臭枳）15g、积雪草18g、蜈蚣草18g、夏枯草15g、荷叶15g、青蒿18g、连钱草18g。用法：水煎服。（林明 方）

8.荷叶50g、薄荷20g、食盐3g。用法：煮汤口服。病人转移至阴凉处，扭痧、刮痧。（蓝祝飚方）

9.天雷不打石（算盘子）叶、陈头蜈蚣（黄毛耳草）、坚七叶（檵木）、金刚刺（拔葜）叶各适量。用法：水煎服。

10.中暑（夏日发痧，昏迷不醒）处方：枫香嫩叶、美丽胡枝子（铺柴）嫩叶各适量。用法：各少许搓软绞汁，灌服。

11.暑热症处方：西洋参6g、生石膏3g、知母6g、甘草3g、生地9g、川连1.5g。用法：水煎服。（钟义春方）

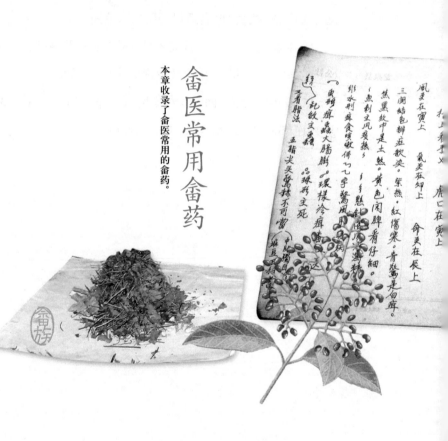

畲医常用畲药

本章收录了畲医常用的畲药。

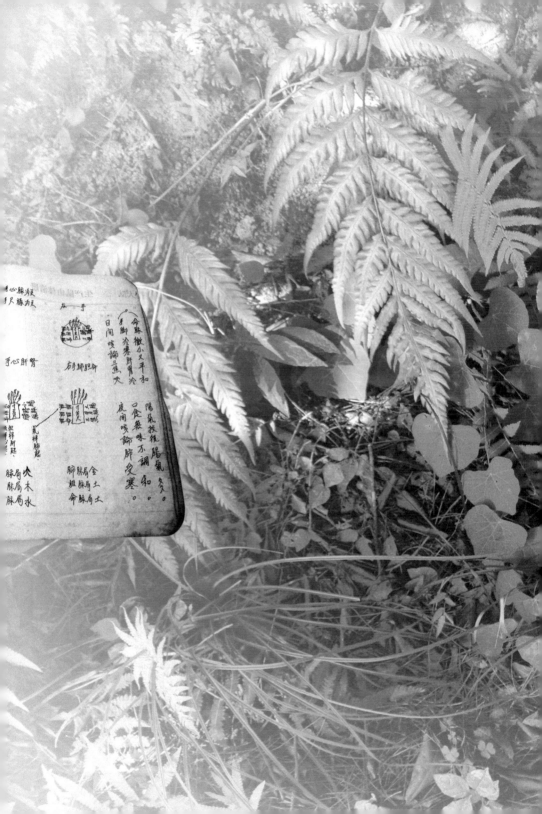

畲医常用畲药

[壹]常见内科用药

种 名	科 名	种拉丁名	药用部位	主 治
江南卷柏	卷柏科	*Selaginella moellen-dorffii* Hieron.	全草	急性黄疸型肝炎、全身浮肿、肺结核咯血、吐血、痔疮出血、烧烫伤
翠云草	卷柏科	*Selaginella uncinata*（Desv.）Spring	全草	肝炎、水肿、肾炎、外伤出血、产后风
兖州卷柏	卷柏科	*Selaginella involvens*（Sw.）Spring	全草	肝硬化腹水
卷柏	卷柏科	*Selaginella tamariscina*（P. Beauv.）Spring	全草	风痹、血痹、各种血症、症瘕、女子阴中痛、寒热咳嗽、肠风、脱肛
犬问荆	木贼科	*Equisetum palustre* Linn.	茎	外感头痛眼赤、目疔目翳、石淋、跌打损伤
笔管草	木贼科	*Equisetum ramosissi-mum* Desf. subsp. *de-bile*（Roxb.ex Vauch.）Hauke	全草	高血压
阴地蕨	阴地蕨科	*Botrychium ternatum*（Thunb.）Sw.	全草	伤风感冒、咳嗽、心烦口渴、惊痫
三尖杉	三尖杉科	*Cephalotaxus fortunei* Hooker	根、茎、叶、种子	蛔虫病、钩虫病、瘰疬、癌症
侧柏	柏科	*Platycladus orientalis*（Linn.）Franco	枝叶	咯血、衄血、胃肠道出血、尿血、功能性子宫出血、慢性气管炎
小叶买麻藤	买麻藤科	*Gnetum parvifolium*（Warb.）C. Y. Cheng ex Chun	茎、藤	慢性气管炎、腰肌劳损、胰腺炎、风湿关节痛、跌打损伤

种 名	科 名	种拉丁名	药用部位	主 治
马尾松	松科	*Pinus massoniana* Lamb.	松针、松花粉、松树皮、松子仁、松节、松塔	松针治感冒、跌打肿痛、夜盲症、风湿关节痛；松花粉治烧烫伤、皮肤溃烂；松稠治小儿湿疹、烧烫伤；松子仁治肺热咳嗽、慢性便秘；松节治跌打损伤、风湿关节痛；松塔治慢性气管炎、哮喘
绯红南五味	木兰科	*Kadsura coccinea* (Lem) A. C. Smith.	根、藤	胃、十二指肠溃疡，慢性胃炎，急性胃肠炎，风湿性关节炎，跌打肿痛，痛经，产后瘀血腹痛
辛夷	木兰科	*Magnolia liliflora* Desr.	花、根	头痛、急慢性鼻窦炎，根可治肝硬化腹水
南五味子	木兰科	*Kadsura longipeduncu-lata* Finet et Gagnep.	根、籽、叶	肺虚咳嗽、久泻久痢、腹胀气逆、痈疽疔毒
无根藤	樟科	*Cassytha filiformis* Linn.	全草	痢疾、急性黄疸型肝炎、咯血、衄血、尿血、肾炎、滑精。根藤禁止采用，以防中毒
山鸡椒	樟科	*Litsea cubeba* (Lour.) Pers.	果实、花、叶、茎、根	头眩腹痛、腹胀、湿气、风湿痹痛、中暑感冒、胸滞郁闷
天竺桂	樟科	*Cinnamomum Pedun-culatum* Nees.	皮、根、枝	四肢厥冷、腰膝痹痛、腹痛腹泻、月经不调
乌药	樟科	*Lindera aggregata* (Sims) Kosterm.	根	心腹诸痛、返胃吐食、宿食不消、胸膈痞胀、疝气、血痢
樟树	樟科	*Cinnamomum cam-phora* (L.) Presl	木材、根	醉酒
天葵	毛茛科	*Semiaquilegia adox-oides* (DC.) Makino	块茎	胃炎
短萼黄连	毛茛科	*Coptis chinensis* Franch. var. *brevisepala* W.T.Wang et Hsiao	根茎	痢疾、胃肠炎、结膜炎、口腔炎、咳血、鼻衄、烧烫伤、蛇头疔、痈疖疮疡、湿疹等

种 名	科 名	种拉丁名	药用部位	主 治
威灵仙	毛茛科	*Clematis chinensis Os-beck*	全草	风湿痛、腹中冷气、跌打损伤
单叶铁线莲	毛茛科	*Clematis henryi* Oliv.	块根	胃痛、支气管炎、蛇伤
芡实	睡莲科	*Euryale ferox* Salisb. ex DC	种子	脾虚泄泻、滑精遗精、尿频遗尿、白带、小儿营养不良
莲	睡莲科	*Nelumbo nucifera* Gaertn.	莲肉、莲子心、石莲子、莲房、莲须、莲叶、荷梗、荷花、藕、藕节	莲肉治脾虚腹泻、遗精白带；莲心治热病口渴、心烦失眠；石莲子治食欲不振、慢性痢疾；莲房治产后瘀血腹痛、崩漏带下、便血尿血、胎衣不下；莲须治遗精滑精、尿频遗尿、白带；荷叶治中暑、肠炎、尿血、便血、衄血、吐血、功能性子宫出血；荷梗治中暑头昏、胸闷、气滞；荷花治中暑烦渴、天疱疮；藕治热病烦渴、咯血、吐血、便血、尿血、衄血；藕节治各种血症
狭叶十大功劳	小檗科	*Mahonia confusa* Sprague.	根、茎、或茎皮	热痢、黄疸、赤眼、肛门肿痛、风湿关节痛等
八角莲（六角莲）	小檗科	*Dysosma versipellis* (Hance) M. Cheng ex Ying	根、茎、叶	哮喘、小儿惊风、无名肿毒、痈疮疖肿、腮腺炎
南天竹	小檗科	*Nandina domestica* Thunb.	根、果	块根治湿热黄疸、肺热咳嗽；果治百日咳
阔叶十大功劳	小檗科	*Mahonia bealei* (Fort.) Carr.	根、茎、叶	热痢、黄疸、赤眼、蚕豆病、腹泻、肛门肿痛
古山龙	防己科	*Arcangelisia gusanlung* H. S. Lo	藤、根	急性胃肠炎、菌痢、扁桃腺炎、支气管炎、阴道炎
土细辛	马兜铃科	*Asarum longepeduculatum* O.C.Schmidt	全草	风寒头痛、牙痛、风湿关节疼痛、喘咳、跌打损伤，外用治毒蛇咬伤、无名肿毒

种　　名	科　名	种拉丁名	药用部位	主　治
小叶马蹄香	马兜铃科	*Asarum ichangense* C. Y. Cheng et C. S. Yang.	带根全草	感冒、口舌生疮
尾花细辛	马兜铃科	*Asarum caudigerum* Hance	根状茎和根	胃痛
合欢	豆科	*Albizia julibrssin* Durazz.	树皮	心神不安、失眠、肺脓疡、咯脓痰、筋骨损伤、痈疖肿痛
含羞草决明	豆科	*Cassia mimosoides* Linn.	全草	黄疸、热淋、习惯性便秘、毒蛇咬伤
绿叶胡枝子（女金丹）	豆科	*Lespedeza buergeri* Miq.	根、花	伤风咳嗽、恶寒发热、头身疼痛、浮肿发黄、小儿惊风、蛔虫腹痛、妇人瘀血腹痛
胡枝子	豆科	*Lespedeza bicolor* Turcz.	根或根皮	头晕、脱力、血淋、蛇伤、风湿痛
锦鸡儿	豆科	*Caragana sinica*（Buchoz.）Rehd.	根、花	根治劳倦乏力、高血压、头昏耳鸣、风湿关节痛、跌打损伤；花治头痛头晕
苦参	豆科	*Sophora flavescens* Alt.	根	痢疾、肠热下血、胃肠炎、黄疸、阴道滴虫、湿疹、耳道炎
野葛	豆科	*Pueraria lobate*（Willd.）Ohwi	花	酒醉
佛掌榕	桑科	*Ficus hirta* Vahl	根、茎、果	肺结核、慢性支气管炎、风湿性关节炎、睾丸炎、跌打损伤等
华桑	桑科	*Morus cathayana* Hemsl.	根皮	痢疾、扭伤、外伤出血、糖尿病
昨叶何草	十字花科	*Cotyledon japonica* Maxim.	全草	热痢、疔疮痈疡、火伤
白花碎米荠	十字花科	*Cardamine leucantha*（Tausch）O. E. Schulz	根	百日咳、跌打损伤
黄常山	虎耳草科	*Dichroa feberifuga* Lour.	根、叶	疟疾、咳嗽
费菜	景天科	*Sedum aizoon* Linn.	全草	心悸不寐、血热虚烦、癥病、吐血
茅莓	蔷薇科	*Rubus parvifolius* Linn.	根、叶	伤寒头痛、骨节酸痛、泄泻、遗精、月经不调

种名	科名	种拉丁名	药用部位	主治
火炭母	蓼科	*Polygonum chinense* Linn.	全草	痢疾、肠炎、消化不良、肝炎、扁桃体炎、咽喉炎、乳腺炎、肺脓疡、湿疹
乌桕	大戟科	*Sapium sebiferum* (Linn.) Roxb.	根、皮、种子	根治水肿、腹胀、大小便不通；种子治疔肿疮毒
铁苋菜	大戟科	*Acalypha australis* Linn.	全草	赤白痢疾、伤寒痰嗽
算盘子	大戟科	*Glochidion Puberum* (L.) Hutch.	果实	赤白痢疾、腰痛闪挫、疝气偏坠、食积腹痛
飞扬草	大戟科	*Euphorbiq hirta* L.	全草	痢疾、肠炎、小儿疳积、肾盂肾炎、支气管炎、乳汁短绌、湿疹皮炎
蛇莓	蔷薇科	*Duchesnea indica* (Andr.) Focke	全草	感冒、发热、咳嗽、咽喉肿痛、白喉、痢疾、月经过多、疔疮肿毒
金樱子	蔷薇科	*Rosa laevigata* Michx.	果实、根、叶	遗精、泄泻、小便频数、崩漏带下
水杨梅	蔷薇科	*Geum aleppicum* Jacq.	全草	肠炎、痢疾，外用治疔疮、痈肿
悬钩子	蔷薇科	*Rubus palmatus* Thunb.	根、果	感冒、遗精、血崩
蛇含	蔷薇科	*Potentilla kleiniana* Wight et Arn.	全草	伤风感冒、咽喉疼痛、痢疾、疟疾、腮腺炎、乳腺炎、淋巴结核、疔疮痈肿、跌打损伤、带状疱疹
龙牙草	蔷薇科	*Agrimonia pilosa* Ledeb.	全草	痢疾、感冒
马齿苋	马齿苋科	*Portulaca oleracea* Linn.	全草	痢疾、淋病、腮腺炎，外治疔疮丹毒
土人参	马齿苋科	*Talinum crassifolium* Willd.	根、叶	根治劳倦无力、神经衰弱、咳嗽、腹泻、盗汗、遗精、多尿、白带、月经不调；叶治疔疮疖肿
茅瓜	葫芦科	*Solena amplexicaulis* (Lam.) Gandhi	根、叶	根治胃痛、肺痈、子宫脱垂、咽喉肿痛、腮腺炎、多发性脓疡、痈疽肿毒、烫火伤等；叶治外伤出血

种　名	科　名	种拉丁名	药用部位	主　治
栝楼	葫芦科	*Trichosanthes kirilowii* Maxim.	根（天花粉）、果实（瓜蒌）、果皮（瓜蒌衣）、种子（瓜蒌仁）	肺热咳嗽、黄疸、热病口渴、鼻衄喉痹、咽喉肿痛、大便秘结、肿毒发背、乳痈疮痔、毒蛇咬伤
丁香蓼	柳叶菜科	*Ludwigia prostrata* Roxb.	全草	肠炎、痢疾、急性咽喉炎、传染性肝炎、肾炎水肿、淋病、膀胱炎、白带、痈肿、狂犬咬伤
南岭荛花（了哥王）	瑞香科	*Wikstroemia indica* (Linn.) C. A. Mey.	根、茎、叶、花	肝硬化腹水、淋巴结炎、肺炎、乳腺炎、跌打损伤
虎杖	蓼科	*Reynoutria japonica* Houtt.	根、茎、叶	肝炎、风湿性关节炎、烫火伤、带状疱疹
辣蓼	蓼科	*Polygonum flaccidum* (Meissn.) Steward	全草	痢疾、胃肠炎、腹泻、风湿、关节痛、跌打肿痛
萹蓄	蓼科	*Polygonum aviculare* Linn.	全草	腹泻
水蓼	蓼科	*Polygonum hydropiper* Linn.	全草	胆道蛔虫症
荭草	蓼科	*Polygounm orientale* L.	全草	气管炎、支气管炎
刺苋	苋科	*Amaranthus spinosus* Linn.	全草	痢疾、牙龈糜烂、臁疮出血、痈疽疔疗、赤白带、尿血
土牛膝	苋科	*Achyranthes aspera* L.	根或全草	癫痫、肝炎、水湿风痛，肌肉劳损
牛膝	苋科	*Achyranthes bidentata* Blume	根	脱力
油桐	大戟科	*Vernicia fordii* (Hemsl.) Airy Shaw	根、树皮、叶、油	根治风湿痹痛、黄疸、皮；叶治疗疮疖肿；油治烫伤等
白背叶	大戟科	*Mallotus apelta* (Lour.) Muell. Arg.	根、叶	根治肝炎、胃痛、关节痹痛、跌打损伤；叶治疮肿、外伤止血
铁苋菜	大戟科	*Acalypha australis* L.	全草	痢疾、糖尿病

种　名	科　名	种拉丁名	药用部位	主　治
井栏边草	凤尾蕨科	*Pteris multifida* Poir.	全草	腹泻、肝炎、肝肿大、尿路感染、厌食（消化不良）
盐肤木	漆树科	*Rhus chinensis* Mill.	根	肝硬化、慢性肝炎、小儿肝炎、毒蛇咬伤、风疹
白茅	禾本科	*Imperata cylindrica* (Linn.) Beauv.	根茎或花序	风热斑蛇（上感），肝炎（黄疸），肝炎出血，急、慢性肾炎，生风（产后感染），小便不禁（尿频），小儿腹泻，腰子（肾）下垂、血晕
牛筋草	禾本科	*Eleusine indica* (Linn.) Gaertn.	全草	呃逆、小儿腹泻
野艾蒿	菊科	*Artemisia lavanclulae-folia* DC.	全草	感冒发热、胃溃疡、呃逆
向日葵	菊科	*Helianthus annuus* L.	花序托、茎髓	支气管炎、荨麻疹
翅茎香青	菊科	*Anaphalis sinica* Hance var. *sinica* f. *pterocaula* (Franch. et Savat.) Ling	全草	水肿
鳢肠	菊科	*Eclipta prostrata* (Linn.) Linn.	全草	腹泻、出血（外伤）
毛花猕猴桃	猕猴桃科	*Actinidia eriantha* Benth.	根	胃癌、肠癌、肝硬化伴腹水、慢性肝炎、白血病、脱肛、疝气、子宫脱垂
赤芝	多孔菌科	*Ganoderma lucidum* (Leyss.ex Franch.) Karst.	干燥子实体	高血脂、虚劳、肿瘤、失眠、心悸、头晕、神疲乏力、久咳气喘、高血压、肝炎等
紫芝	多孔菌科	*Ganoderma sinense* Zhao，Xu et Zhang	干燥子实体	高血脂、虚劳、肿瘤、失眠、心悸、头晕、神疲乏力、久咳气喘、高血压、肝炎等
松萝	松萝科	*Usnea diffracta* Vain.	干燥丝状体	肝肿大、气管炎

种　名	科　名	种拉丁名	药用部位	主　治
金发藓	金发藓科	Polytrichum commune linn. ex hedw.	全草	大便燥结、胃肠道出血
海金沙	海金沙科	Lygodium japonicum (Thunb.) Sw.	全草	肾炎浮肿、肝硬化
剑叶凤尾蕨	凤尾蕨科	Pteris ensiformis Burm.	全草	急性肾炎、小儿腹泻
野雉尾	中国蕨科	Onychium japonicum (Thunb.) Kunze	全草	黄疸
金粉蕨	中国蕨科	Onychium siliculosum (Desv.) C. Chr.	全草	痢疾、高热、鼻衄、咯血、尿血
虎尾铁角蕨	铁角蕨科	Asplenium incisum Thunb.	全草	肾炎
胎生狗脊	乌毛蕨科	Woodwardia prolifera Hook. et Arn.	根、茎	感冒
乌蕨	鳞始蕨科	Stenoloma chusanum Ching	全草	腹泻、胃肠炎、肝炎、尿道炎、吐血、便血、尿血
抱石莲	水龙骨科	Lepidogrammitis drymoglossoides (Baker) Ching	全草	肺脓疡
江南星蕨	水龙骨科	Microsorum fortunei (T. Moore) Ching	带根茎的全草	尿路感染、跌打损伤
满江红	满江红科	Azolla imbricata (Roxb.) Nakai	全草	感冒
南方红豆杉	红豆杉科	Taxus chinensis (Pilger) Rehd. var. mairei (Lemee et Levl.) Cheng et L.K.Fu	叶、种子	水肿
三白草	三白草科	Saururus chinensis (Lour.) Baill.	全草和根茎	水肿、疔
糯米团	荨麻科	Gonostegia hirta (Bl.) Miq.	带根全草	疳积
白花蛇舌草	茜草科	Hedyotis diffusa Willd.	全草	尿路感染
忍冬	忍冬科	Lonicera japonica Thunb.	花、茎、叶	感冒、胃炎（胃热）、湿疹、喉炎
酢浆草	酢浆草科	Oxalis corniculata Linn.	全草	肝炎、蜈蚣咬伤、血晕

种 名	科 名	种拉丁名	药用部位	主 治
小花黄堇	罂粟科	*Corydalis racemosa* (Thunb.) Pers.	全草	腹泻、疥疮
血水草	罂粟科	*Eomecon chionantha* Hance	带根的全草	结核性胸膜炎
紫金牛	紫金牛科	*Ardisia japonica* (Thunb.) Bl.	全草	肝炎、风湿、疝气、产后腹痛
紫花前胡	伞形科	*Angelica decusiva* (Miq.) Franch. et Sav.	根或全草	肾炎水肿、跌打损伤
柳叶白前	萝藦科	*Cynanchum stauntonii* (Decne.) Schltr. ex Levl.	根或全草	肝硬化、水湿风
垂柳	杨柳科	*Salix babylonica* Linn.	枝叶及芽	肝炎
茶	山茶科	*Camellia sinensis* (L.) O. Ktze.	嫩叶或嫩芽	痢疾、腹泻、小便出血
五岭龙胆	龙胆科	*Gentiana davidii* Franch.	全草	尿路感染
伏地筋骨草	唇形科	*Ajuga decumbens* Thunb.	全草	腮腺炎、无名肿毒、扁桃腺炎
夏枯草	唇形科	*Prunella vulgaris* Linn.	全草、果穗	胃脘痛、扁桃腺炎、高血压
紫背金盘	唇形科	*Ajuga nipponensis* Makino	全草	腮腺炎、无名肿毒、扁桃腺炎
肖梵天花	锦葵科	*Urena lobata* L.	根	糖尿病
肾蕨	骨碎补科	*Nephrolepis auriculata* (L.) Trimen	全草	睾丸炎、肠炎、中耳炎、痈疮、疔疖
凤尾草	凤尾蕨科	*Pteris multifida* Poir.	全草	痢疾血淋、小儿惊风、肺痈出血、蛇头疔毒、零星翳膜
扇叶铁线蕨	铁线蕨科	*Adiantum flabellulatum* L.	全草	肝炎、痢疾、肠炎、尿道炎、急性乳腺炎

[贰]常见外科畜药

种 名	科 名	种拉丁名	药用部位	主 治
江南卷柏	卷柏科	*Selaginella moellen-dorffii* Hieron.	全草	急性黄疸型肝炎、全身浮肿、肺结核咯血、吐血、痔疮出血、烧烫伤
翠云草	卷柏科	*Selaginella uncinata* (Desv.) Spring	全草	肝炎、水肿、肾炎、外伤出血、产后风
兖州卷柏	卷柏科	*Selaginella involvens* (Sw.) Spring	全草	肝硬化腹水
卷柏	卷柏科	*Selaginella tamariscina* (P. Beauv.) Spring	全草	风痹、血痹、各种血症、症瘕、女子阴中痛、寒热咳嗽、肠风、脱肛
犬问荆	木贼科	*Equisetum palustre* Linn.	茎	外感头痛眼赤、目疗目翳、石淋、跌打损伤
笔管草	木贼科	*Equisetum ramosissimum* Desf. subsp. *debile* (Roxb.ex Vauch.) Hauke	全草	高血压
阴地蕨	阴地蕨科	*Botrychium ternatum* (Thunb.) Sw.	全草	伤风感冒、咳嗽、心烦口渴、惊痫
三尖杉	三尖杉科	*Cephalotaxus fortunei* Hooker	根、茎、叶、种子	蛔虫病、钩虫病、瘰疬、癌症
马尾松	松科	*Pinus massoniana* Lamb.	松针、松花粉、松树皮、松子仁、松节、松塔	松针治感冒、跌打肿痛、夜盲症、风湿关节痛；松花粉治烧烫伤、皮肤溃烂；松稠治小儿湿疹、烧烫伤；松子仁治肺热咳嗽、慢性便秘；松节治跌打损伤、风湿关节痛；松塔治慢性气管炎、哮喘
侧柏	柏科	*Platycladus orientalis* (Linn.) Franco	枝叶	咯血、衄血、胃肠道出血、尿血、功能性子宫出血、慢性气管炎
小叶买麻藤	买麻藤科	*Gnetum parvifolium* (Warb.) C. Y. Cheng ex Chun	茎、藤	慢性气管炎、腰肌劳损、胰腺炎、风湿关节痛、跌打损伤

种 名	科 名	种拉丁名	药用部位	主 治
绯红南五味	木兰科	*Kadsura coccinea* （Lem）A. C. Smith.	根、藤	胃、十二指肠溃疡，慢性胃炎、急性胃肠炎、风湿性关节炎、跌打肿痛、痛经、产后瘀血腹痛
辛夷	木兰科	*Magnolia liliflora* Desr.	花、根	头痛、急慢性鼻窦炎，根可治肝硬化腹水
南五味子	木兰科	*Kadsura longipedunculata* Finet et Gagnep.	根、籽、叶	肺虚咳嗽、久泻久痢、腹胀气逆、痈疽疔毒
无根藤	樟科	*Cassytha filiformis* Linn.	全草	痢疾、急性黄疸型肝炎、咯血、衄血、尿血、肾炎、滑精。根藤禁止采用，以防中毒
山鸡椒	樟科	*Litsea cubeba* （Lour.）Pers.	果实、花、叶、茎、根	头眩腹痛、腹胀、湿气、风湿痹痛、中暑感冒、胸滞郁闷
天竺桂	樟科	*Cinnamomum Pedunculatum* Nees.	皮、根、枝	四肢厥冷、腰膝痹痛、腹痛腹泻、月经不调
乌药	樟科	*Lindera aggregata* （Sims）Kosterm.	根	心腹诸痛、返胃吐食、宿食不消、胸膈痞胀、疝气、血痢
樟树	樟科	*Cinnamomum camphora* （L.）Presl	木材、根	醉酒
天葵	毛茛科	*Semiaquilegia adoxoides* （DC.）Makino	块茎	胃炎
短萼黄连	毛茛科	*Coptis chinensis* Franch. var. *brevisepala* W.T.Wang et Hsiao	根茎	痢疾、胃肠炎、结膜炎、口腔炎、咳血、鼻衄、烧烫伤、蛇头疔、痈疖疮疡、湿疹等
威灵仙	毛茛科	*Clematis chinensis* Osbeck	全草	风湿痛、腹中冷气、跌打损伤
单叶铁线莲	毛茛科	*Clematis henryi* Oliv.	块根	胃痛、支气管炎、蛇伤
芡实	睡莲科	*Euryale ferox* Salisb. ex DC	种子	脾虚泄泻、滑精遗精、尿频遗尿、白带、小儿营养不良

种 名	科 名	种拉丁名	药用部位	主 治
莲	睡莲科	*Nelumbo nucifera* Gaertn.	莲肉、莲子心、石莲子、莲房、莲须、莲叶、荷梗、荷花、藕、藕节	莲肉治脾虚腹泻、遗精白带；莲心治热病口渴、心烦失眠；石莲子治食欲不振、慢性痢疾；莲房治产后瘀血腹痛、崩漏带下、便血尿血、胎衣不下；莲须治遗精滑精、尿频遗尿、白带；荷叶治中暑、肠炎、尿血、便血、衄血、吐血、功能性子宫出血；荷梗治中暑头昏、胸闷、气滞；荷花治中暑烦渴、天疱疮；藕治热病烦渴、咯血、吐血、便血、尿血、衄血；藕节治各种血症
狭叶十大功劳	小檗科	*Mahonia confusa* Sprague.	根、茎、或茎皮	热痢、黄疸、赤眼、肛门肿痛、风湿关节痛等
八角莲（六角莲）	小檗科	*Dysosma versipellis* （Hance） M. Cheng ex Ying	根、茎、叶	哮喘、小儿惊风、无名肿毒、痈疮疖肿、腮腺炎
南天竹	小檗科	*Nandina domestica* Thunb.	根、果	块根治湿热黄疸、肺热咳嗽；果治百日咳
阔叶十大功劳	小檗科	*Mahonia bealei* （Fort.） Carr.	根、茎、叶	热痢、黄疸、赤眼、蚕豆病、腹泻、肛门肿痛
古山龙	防己科	*Arcangelisia gusanlung* H. S. Lo	藤、根	急性胃肠炎、菌痢、扁桃腺炎、支气管炎、阴道炎
土细辛	马兜铃科	*Asarum longepeducu-latum* O.C.Schmidt	全草	风寒头痛、牙痛、风湿关节疼痛、喘咳、跌打损伤，外用治毒蛇咬伤、无名肿毒
小叶马蹄香	马兜铃科	*Asarum ichangense* C. Y. Cheng et C. S. Yang.	带根全草	感冒、口舌生疮
尾花细辛	马兜铃科	*Asarum caudigerum* Hance	根状茎和根	胃痛

种 名	科 名	种拉丁名	药用部位	主 治
合欢	豆科	*Albizia julibrssin* Durazz.	树皮	心神不安、失眠、肺脓疡、咯脓痰、筋骨损伤、痈疖肿痛
含羞草决明	豆科	*Cassia mimosoides* Linn.	全草	黄疸、热淋、习惯性便秘、毒蛇咬伤
绿叶胡枝子（女金丹）	豆科	*Lespedeza buergeri* Miq.	根、花	伤风咳嗽、恶寒发热、头身疼痛、浮肿发黄、小儿惊风、蛔虫腹痛、妇人瘀血腹痛
胡枝子	豆科	*Lespedeza bicolor* Turcz.	根或根皮	头晕、脱力、血淋、蛇伤、风湿痛
锦鸡儿	豆科	*Caragana sinica*（Bu-choz.）Rehd.	根、花	根治劳倦乏力、高血压、头昏耳鸣、风湿关节痛、跌打损伤；花治头痛头晕
苦参	豆科	*Sophora flavescens* Alt.	根	痢疾、肠热下血、胃肠炎、黄疸、阴道滴虫、湿疹、耳道炎
野葛	豆科	*Pueraria lobate*（Willd.）Ohwi	花	醉酒
佛掌榕	桑科	*Ficus hirta* Vahl	根、茎、果	肺结核、慢性支气管炎、风湿性关节炎、睾丸炎、跌打损伤等
华桑	桑科	*Morus cathayana* Hemsl.	根皮	痢疾、扭伤、外伤出血、糖尿病
昨叶何草	十字花科	*Cotyledon japonica* Maxim.	全草	热痢、疔疮痈疡、火伤
白花碎米荠	十字花科	*Cardamine leucantha*（Tausch）O. E. Schulz	根	百日咳、跌打损伤
黄常山	虎耳草科	*Dichroa feberifuga* Lour.	根、叶	疟疾、咳嗽
费菜	景天科	*Sedum aizoon* Linn.	全草	心悸不寐、血热虚烦、癥病、吐血
茅莓	蔷薇科	*Rubus parvifolius* Linn.	根、叶	伤寒头痛、骨节酸痛、泄泻、遗精、月经不调

种 名	科 名	种拉丁名	药用部位	主 治
火炭母	蓼科	*Polygonum chinense* Linn.	全草	痢疾、肠炎、消化不良、肝炎、扁桃体炎、咽喉炎、乳腺炎、肺脓疡、湿疹
乌桕	大戟科	*Sapium sebiferum* (Linn.) Roxb.	根、皮、种子	根治水肿、腹胀、大小便不通；种子治疔肿疮毒
铁苋菜	大戟科	*Acalypha australis* Linn.	全草	赤白痢疾，伤寒咳嗽
算盘子	大戟科	*Glochidion Puberum* (L.) Hutch.	果实	赤白痢疾、腰痛闪挫、疝气偏坠、食积腹痛
飞杨草	大戟科	*Euphorbiq hirta* L.	全草	痢疾、肠炎、小儿疳积、肾盂肾炎、支气管炎、乳汁短绌、湿疹皮炎
蛇莓	蔷薇科	*Duchesnea indica* (Andr.) Focke	全草	感冒、发热、咳嗽、咽喉肿痛、白喉、痢疾、月经过多、疔疮肿毒
金樱子	蔷薇科	*Rosa laevigata* Michx.	果实、根、叶	遗精、泄泻、小便频数、崩漏带下
水杨梅	蔷薇科	*Geum aleppicum* Jacq.	全草	肠炎、痢疾，外用治疗疮、痈肿
悬钩子	蔷薇科	*Rubus palmatus* Thunb.	根、果	感冒、遗精、血崩
蛇含	蔷薇科	*Potentilla kleiniana* Wight et Arn.	全草	伤风感冒、咽喉疼痛、痢疾、疟疾、腮腺炎、乳腺炎、淋巴结核、疔疮痈肿、跌打损伤、带状疱疹
龙牙草	蔷薇科	*Agrimonia pilosa* Ledeb.	全草	痢疾、感冒
马齿苋	马齿苋科	*Portulaca oleracea* Linn.	全草	痢疾、淋病、腮腺炎，外治疗疮丹毒
土人参	马齿苋科	*Talinum crassifolium* Willd.	根、叶	根治劳倦无力、神经衰弱、咳嗽、腹泻、盗汗、遗精、多尿、白带、月经不调；叶治疔疮疖肿

种 名	科 名	种拉丁名	药用部位	主 治
茅瓜	葫芦科	*Solena amplexicaulis* (Lam.) Gandhi	根、叶	根治胃痛、肺痈、子宫脱垂、咽喉肿痛、腮腺炎、多发性脓疡、痈疽肿毒、烫火伤等;叶治外伤出血
栝蒌	葫芦科	*Trichosanthes kirilowii* Maxim.	根（天花粉）、果实（瓜蒌）、果皮（瓜蒌衣）、种子（瓜蒌仁）	肺热咳嗽、黄疸、热病口渴、鼻衄喉痹、咽喉肿痛、大便秘结、肿毒发背、乳痈疮痔、毒蛇咬伤
丁香蓼	柳叶菜科	*Ludwigia prostrata* Roxb.	全草	肠炎、痢疾、急性咽喉炎、传染性肝炎、肾炎水肿、淋病、膀胱炎、白带、痈肿、狂犬咬伤
南岭荛花（了哥王）	瑞香科	*Wikstroemia indica* (Linn.) C. A. Mey.	根、茎、叶、花	肝硬化腹水、淋巴结炎、肺炎、乳腺炎、跌打损伤
虎杖	蓼科	*Reynoutria japonica* Houtt.	根、茎、叶	肝炎、风湿性关节炎、烫火伤、带状疱疹
辣蓼	蓼科	*Polygonum flaccidum* (Meissn.) Steward	全草	痢疾、胃肠炎、腹泻、风湿、关节痛、跌打肿痛
萹蓄	蓼科	*Polygonum aviculare* Linn.	全草	腹泻
水蓼	蓼科	*Polygonum hydropiper* Linn.	全草	胆道蛔虫症
荭草	蓼科	*Polygounm orientale* L.	全草	气管炎、支气管炎
刺苋	苋科	*Amaranthus spinosus* Linn.	全草	痢疾、牙龈糜烂、臁疮出血、痈疽疖疔、赤白带、尿血
土牛膝	苋科	*Achyranthes aspera* L.	根或全草	癫痫、肝炎、水湿风痛、肌肉劳损
牛膝	苋科	*Achyranthes bidentata* Blume	根	脱力

种 名	科 名	种拉丁名	药用部位	主 治
油桐	大戟科	*Vernicia fordii* (Hemsl.) Airy Shaw	根、树皮、叶、油	根治风湿痹痛、黄疸；皮、叶治疔疮疖肿；油治烫伤等
白背叶	大戟科	*Mallotus apelta* (Lour.) Muell. Arg.	根、叶	根治肝炎、胃痛、关节痹痛、跌打损伤；叶治疖肿、外伤止血
铁苋菜	大戟科	*Acalypha australis* L.	全草	痢疾、糖尿病
井栏边草	凤尾蕨科	*Pteris multifida* Poir.	全草	腹泻、肝炎、肝肿大、尿路感染、厌食（消化不良）
盐肤木	漆树科	*Rhus chinensis* Mill.	根	肝硬化、慢性肝炎、小儿肝炎、毒蛇咬伤、风疹
白茅	禾本科	*Imperata cylindrica* (Linn.) Beauv.	根茎或花序	风热斑蛇（上感），肝炎（黄疸），肝炎出血，急、慢性肾炎，生风（产后感染），小便不禁（尿频），小儿腹泻，腰子（肾）下垂，血晕
牛筋草	禾本科	*Eleusine indica* (Linn.) Gaertn.	全草	呃逆、小儿腹泻
野艾蒿	菊科	*Artemisia lavanclulae-folia* DC.	全草	感冒发热、胃溃疡、呃逆
向日葵	菊科	*Helianthus annuus* L.	花序托、茎髓	支气管炎、荨麻疹
翅茎香青	菊科	*Anaphalis sinica* Hance var. *sinica* f. *pterocaula* (Franch. et Savat.) Ling	全草	水肿
鳢肠	菊科	*Eclipta prostrata* (Linn.) Linn.	全草	腹泻、出血（外伤）
毛花猕猴桃	猕猴桃科	*Actinidia eriantha* Benth.	根	胃癌、肠癌、肝硬化伴腹水、慢性肝炎、白血病、脱肛、疝气、子宫脱垂

种 名	科 名	种拉丁名	药用部位	主 治
赤芝	多孔菌科	*Ganoderma lucidum* （Leyss.ex Franch..） Karst.	干燥子实体	高血脂、虚劳、肿瘤、失眠、心悸、头晕、神疲乏力、久咳气喘、高血压、肝炎等
紫芝	多孔菌科	*Ganoderma sinense* Zhao， Xu et Zhang	干燥子实体	高血脂、虚劳、肿瘤、失眠、心悸、头晕、神疲乏力、久咳气喘、高血压、肝炎等
松萝	松萝科	*Usnea diffracta* Vain.	干燥丝状体	肝肿大、气管炎
金发藓	金发藓科	*Polytrichum commune* linn. ex hedw.	全草	大便燥结、胃肠道出血
海金沙	海金沙科	*Lygodium japonicum* （Thunb.） Sw.	全草	肾炎浮肿、肝硬化
剑叶凤尾蕨	凤尾蕨科	*Pteris ensiformis* Burm.	全草	急性肾炎、小儿腹泻
野雉尾	中国蕨科	*Onychium japonicum* （Thunb.）Kunze	全草	黄疸
金粉蕨	中国蕨科	*Onychium siliculosum* （Desv.） C. Chr.	全草	痢疾、高热、鼻衄、咯血、尿血
虎尾铁角蕨	铁角蕨科	*Asplenium incisum* Thunb.	全草	肾炎
胎生狗脊	乌毛蕨科	*Woodwardia prolifera* Hook. et Arn.	根茎	感冒
乌蕨	鳞始蕨科	*Stenoloma chusanum* Ching	全草	腹泻、胃肠炎、肝炎、尿道炎、吐血、便血、尿血
抱石莲	水龙骨科	*Lepidogrammitis dry-moglossoides* （Baker） Ching	全草	肺脓疡
江南星蕨	水龙骨科	*Microsorum fortunei* （T. Moore） Ching	带根茎的全草	尿路感染、跌打损伤
满江红	满江红科	*Azolla imbricata* （Roxb.） Nakai	全草	感冒
南方红豆杉	红豆杉科	*Taxus chinensis* （Pilger） Rehd. var. *mairei* （Lemee et Levl.） Cheng et L.K.Fu	叶、种子	水肿

种 名	科 名	种拉丁名	药用部位	主 治
三白草	三白草科	*Saururus chinensis*（Lour.）Baill.	全草和根茎	水肿、疖
糯米团	荨麻科	*Gonostegia hirta*（Bl.）Miq.	带根全草	疳积
白花蛇舌草	茜草科	*Hedyotis diffusa* Willd.	全草	尿路感染
忍冬	忍冬科	*Lonicera japonica* Thunb.	花、茎、叶	感冒、胃炎（胃热）、湿疹、喉炎
酢浆草	酢浆草科	*Oxalis corniculata* Linn.	全草	肝炎、蜈蚣咬伤、血晕
小花黄堇	罂粟科	*Corydalis racemosa*（Thunb.）Pers.	全草	腹泻，疥疮
血水草	罂粟科	*Eomecon chionantha* Hance	带根的全草	结核性胸膜炎
紫金牛	紫金牛科	*Ardisia japonica*（Thunb.）Bl.	全草	肝炎、风湿、疝气、产后腹痛
紫花前胡	伞形科	*Angelica decusiva*（Miq.）Franch. et Sav.	根或全草	肾炎水肿、跌打损伤
柳叶白前	萝藦科	*Cynanchum stauntonii*（Decne.）Schltr. ex Levl.	根或全草	肝硬化、水湿风
垂柳	杨柳科	*Salix babylonica* Linn.	枝叶及芽	肝炎
茶	山茶科	*Camellia sinensis*（L.）O. Ktze.	嫩叶或嫩芽	痢疾、腹泻、小便出血
五岭龙胆	龙胆科	*Gentiana davidii* Franch.	全草	尿路感染
伏地筋骨草	唇形科	*Ajuga decumbens* Thunb.	全草	腮腺炎、无名肿毒、扁桃腺炎
夏枯草	唇形科	*Prunella vulgaris* Linn.	全草、果穗	胃脘痛、扁桃腺炎、高血压
紫背金盘	唇形科	*Ajuga nipponensis* Makino	全草	腮腺炎、无名肿毒、扁桃腺炎
肖梵天花	锦葵科	*Urena lobata* L.	根	糖尿病
肾蕨	骨碎补科	*Nephrolepis auriculata*（L.）Trimen	全草	睾丸炎、肠炎、中耳炎、痈疮、疔疮

种名	科名	种拉丁名	药用部位	主治
凤尾草	凤尾蕨科	*Pteris multifida* Poir.	全草	痢疾血淋、小儿惊风、肺痈出血、蛇头疔毒、零星翳膜
扇叶铁线蕨	铁线蕨科	*Adiantum flabellulatum* L.	全草	肝炎、痢疾、肠炎、尿道炎、急性乳腺炎

[叁]常用骨伤科畲药

种名	科名	种拉丁名	药用部位	主治
杨梅	杨梅科	*Myrica rubra* (Lour) Sieb. Et. Zucc.	根、树皮、果实	根、树皮治跌打损伤，骨折、痢疾，胃、十二指肠溃疡，牙痛；外用治创伤出血，烧烫伤。果实治口干，食欲不振
刀豆	豆科	*Canavalia gladiata* (Jacq.) DC.	壳、根、种子	遍身筋痛、四肢无力、呃逆、胁痛、鼻渊、腰痛
苞蔷薇（硕苞蔷薇）	蔷薇科	*Rosa bracteata* Wendland	根、果	腰脊无力、四肢酸软、遗精、疝气
毛果算盘子	大戟科	*Glochidion eriocarpum* Champ. ex Benth.	根、叶	挫闪腰痛、食积腹痛、蜈蚣咬伤
蛇足石松（千层塔）	石松科	*Lycopodium serratum* Thunb.	全草	跌打损伤、瘀血肿痛、内伤吐血、痈疗肿毒
丝穗金粟兰	金粟兰科	*Chloranthus fortunei* (A.gray) Solms~Laub	全草	跌打损伤、背痛及疔疮肿毒、毒蛇咬伤、皮肤瘙痒
茅膏菜	茅膏菜科	*Drosera peltata* Smith var. *multisepala* Y.Z.Ruan	全草	跌打损伤、风湿关节痛、湿疹、神经性皮炎、淋巴结结核
硬皮地星	地星科	*Geastrum hygrometricum* Pers.	干燥子实体	外伤出血、胃肠道出血
灯笼草	唇形科	*Clinopodium polycephalum* (Vaniot) C. Y. Wu et Hsuan ex P. S. Hsu	全草	跌打损伤、带状疱疹

种 名	科 名	种拉丁名	药用部位	主 治
石松	石松科	*Lycopodium japonicum* Thunb. ex Murray	全草	肌肉劳损
节节草	木贼科	*Equisetum ramosissimum* Desf.	全草	骨折
芒萁	里白科	*Dicranopteris dichotoma*（Thunb.）Bernh.	根茎、叶、幼苗和茎髓	骨折
阴石蕨	骨碎补科	*Humata repens*（L. F.）Didls	带根茎的全草	跌打损伤、骨折、中风
蕨	蕨科	*Pteridium aquilinum*（L.）Kuhn var. *latiusculum*（Desv.）Underw.	根茎、嫩芽	跌打损伤
榔榆	榆科	*Ulmus parvifolia* Jacq.	根皮或叶	腰痛、疔疮
藤葡蟠	桑科	*Broussonetia kaempferi* Sieb.	全株	跌打损伤、肝炎
莨芝	桑科	*Cudrania cochinchinensis*（Lour.）Kudo et Masam.	根	跌打损伤
天仙果	桑科	*Ficus erecta* Thunb. var. *beecheyana*（Hook.et Arn.）King	根	脱力劳伤、疳积
草珊瑚	金粟兰科	*Sarcandra glabra*（Thunb.）Nakai	全草	跌打损伤、风湿痛
悬铃木叶苎麻	荨麻科	*Boehmeria platanifoila* franch. et Sav.	叶、根	跌打损伤
乌桕	大戟科	*Sapium sebiferum*（L.）Roxb.	根皮	跌打损伤
美丽胡枝子	豆科	*Lespedeza formosa*（Vog.）Koehne	全株及根	刀伤、跌打损伤
香花崖豆藤	豆科	*Millettia dielsiana* Harms	茎	刀伤、跌打损伤
南岭荛花	芫香科	*Wikstroemia indica*（Linn.）C. A. Mey.	根或根皮	跌打损伤

种 名	科 名	种拉丁名	药用部位	主 治
中华常春藤	五加科	*Hedera nepalensis* K. Koch var. *sinensis* （Tobl.） Rehd.	茎叶	腰肌劳损、伤风
铁钓竿	玄参科	*Veronicastrum villosulum* （Miq.） Yamazaki var.*glabrum* Chin et Hong	全草	扭伤、阑尾炎、白带
红茴香	木兰科	*Illicium henryi* Diels.	根及根皮	跌打损伤、骨折
繁缕	石竹科	*Stellaria media* （L.） Villars.	全草	跌打损伤
佩兰	菊科	*Eupatorium fortunei* Turcz.	全草	韧带扭伤、刀伤
豆腐柴	马鞭草科	*Premua microphylla* Turcz.	嫩枝叶、根	骨折、疝气
华山矾	山矾科	*Symplocos chinensis* （Lour.） Druce	叶、根	痢疾、蛇伤、烫伤、溃疡
醉鱼草	醉鱼草科	*Buddleja lindleyana* Fort.	根、花、叶	骨折、小儿疳积
钝叶酸模	蓼科	*Rumex obtusifolius* L.	根、叶	跌打损伤
枫香寄生	桑寄生科	*Viscum liquidambaricolum* Hayata	全株	腰痛、中耳炎
崖花海桐	海桐科	*Pittosporum illicioides* Makino	根	跌打损伤、腹痛
梵天花	锦葵科	*Urena procumbens* Linn.	根	腰痛、半身不遂

[肆]常用风湿科畜药

种 名	科 名	种拉丁名	药用部位	主 治
薜荔 （王不 留行）	桑科	*Ficus pumila* Linn.	茎、根、果	风湿腰膝筋骨酸痛、劳倦伤脾、带下、少乳、黄疸、感染
枫香树	金缕梅科	*Liquidambar formo-sana* Hance	根、叶、果实、树脂	根治风湿性关节痛、牙痛；叶治肠炎、痢疾、胃痛，外用治毒蜂螫伤、皮肤湿疹；果治乳汁不通、月经不调、风湿关节痛、腰腿痛、小便不利、荨麻疹；枫香脂治头晕头痛、外伤出血、跌打疼痛
龙须藤	豆科	*Bauhinia championii*（Benth.）Benth.	茎、藤、根	风湿性关节炎、腰腿痛、痢疾、胃痛、跌打损伤
小槐花	豆科	*Desmodium caudatum*（Thunb.）DC.	全株	风湿关节痛、胃痛、肾炎、淋巴结炎、小儿疳积、毒蛇咬伤、痈疖疔疮
石楠	蔷薇科	*Photinia serrulata* Lindl.	根、叶	头风头痛、腰膝无力、风湿筋骨疼痛
桃	蔷薇科	*Prunus persica*（L.）Batsch.	根、叶	风湿性关节炎、腰痛、跌打损伤、丝虫病、间日疟
高粱泡	蔷薇科	*Rubus lambertianus* Ser.	根	风痛、风气阴子肿、坐骨神经痛
荭草 （红蓼）	蓼科	*Polygonum orientale* Linn.	全草	痛风脚气、结块红肿、风疹湿痹
赤车	荨麻科	*Pellionia radicans*（sieb. et zucc.）Wedd.	全草	风痛
红柳叶牛膝	苋科	*Achyranthes longifolia*（Makino）Makino f. rubra Ho	根	风湿、跌打损伤、腰扭伤
陀螺紫菀	菊科	*Aster turbinatus* S. Moore	全草	水湿风痛、肾炎

种 名	科 名	种拉丁名	药用部位	主 治
棘茎楤木	五加科	Aralia echinocaulis Hand.~Mazz.	根皮、根、茎	关节痛、风湿性关节炎、糖尿病、胃痛
树参	五加科	Dendropanax dentiger（Harms）Merr.	根	风湿病、并节炎、半身不遂
楤木	五加科	Aralia chinensis Linn.	根皮	风痛、骨折、跌打损伤、骨折后肿胀、胃痛、无名肿毒
圆盖阴石蕨	骨碎补科	Humata tyermanni Moore	带根茎的全草	关节炎
多花勾儿茶	鼠李科	Berchemia floribunda（Wall.）Brongn.	根及茎	风湿性关节炎、腰肌劳损

[伍]常见妇科用药

种 名	科 名	种拉丁名	药用部位	主 治
鸡冠花	苋科	Celosia cristata Linn.	花、根	赤白痢疾、痔漏便血、妇女崩漏、赤白带下
白英	茄科	Solanum lyratum Thunberg	全草	产后腹痛、产后发热、风湿、骨底烧（伤风后引起）、中风、感冒
茜草	茜草科	Rubia cordifolia L.	茎、根及根茎	闭经、白带、产后出血不止、新生儿小便出血
庐山石韦	水龙骨科	Pyrrosia sheareri（Baker）Ching	全草	崩漏、尿频
泽兰	菊科	Eupatorium japonicum Thunb.	带花序枝的状花序	产后全身发痒、伤风、痛经
白背鼠曲草	菊科	Gnaphalium japonicum thunb.	全草	白带、红眼病
大蓟	菊科	Cirsium japonicum DC.	全草	产后腹痛、小儿乳哮
木槿	锦葵科	Hibiscus syriacus Linn.	根皮、花	白带
野荞麦	蓼科	Fangopyrum dibotrys（D. Don）Hara	块茎	产后浮肿

种　名	科　名	种拉丁名	药用部位	主　治
水芹	伞形科	*Oenanthe javanica*（Bl.）DC.	全草	产后口渴、风湿、发热
南丹参	唇形科	*Salvia bowleyana* Dunn	根	月经不调、闭经、盆腔炎
草珊瑚（肿节风）	金粟兰科	*Sarcandraglabra*（Thunb.）Nakai	全草	产后腹痛、月经不调、跌打损伤、风湿关节痛
银线草	金粟兰科	*Chloranthus japonicus* Sieb.	全草	经水不通、无名肿毒、疥疮瘙痒、痈疽发背、跌打损伤、毒蛇咬伤、肺痈脓痰、咳嗽等症
银粉背蕨	中国蕨科	*Aleuritopteris argentea*（Gmél.）Fée	全草	月经不调、闭经腹痛、肺结核咳嗽、咯血
地锦草	大戟科	*Euphorbia humifusa* Willd.	全草	女子阴疝血结、崩中漏下、乳汁不通、赤白痢疾，小儿疳积
月季花	蔷薇科	*Rosa chinensis* Jacq.	花、根、叶	月经不调、少腹胀痛、瘰疬、遗精、带下
檵木	金缕梅科	*Loropetalum chinense*（R. Br.）Oliv.	根、叶、花	叶治子宫出血、腹泻；花治鼻出血、外伤出血；根治血瘀经闭、跌打损伤、风湿性关节炎、外伤出血
凤仙花	凤仙花科	*Impatiens balsamina* L.	全草、种子（急性子）	闭经、难产、骨鲠咽喉、肿块积聚

[陆]常见小儿科用药

种 名	科 名	种拉丁名	药用部位	主 治
地耳草	藤黄科	*Hypericum japonicum* Thunb.ex Murr.	全草	小儿腹泻、肝炎、血崩、毒蛇咬伤
卷柏	卷柏科	*Selaginella tamariscina* （P. Beauv.） Spring	全草	小儿高热惊风、小儿咳嗽
阴地蕨	阴地蕨科	*Botrychium ternatum* （Thunb.） Sw.	带根全草	小儿高热惊风、疮痈
肾蕨	肾蕨科	*Nephrolepis auriculata* （L.） Trimen	块茎	小儿疝气、黄疸、腹泻
金鸡脚	水龙骨科	*Phymatopsis hastata* （Thunb.） Kitagawa	全草	小儿疳积、便血
平肋书带蕨	书带蕨科	*Vittaria fudzinoi* Makino	全草	小儿惊风
侧柏	柏科	*Platycladus orientalis* （Linn.） Franco	枝叶	小儿百日咳、腮腺炎、年老久咳
多花黄精	百合科	*Polygonatum cyrtonema* Hua	根茎	痢疾、小儿腹泻
长梗黄精	百合科	*Polygonatum filipes* Merr. ex C. Jeffrey et McEwan	根茎	痢疾、小儿腹泻
射干	鸢尾科	*Belamcanda chinensis* （Linn.） Redouté	根茎	小儿疳积、咽喉炎
珍珠莲	桑科	*Ficus sarmentosa* Buch.~Ham. ex J. E. Sm. var. *henryi* （King et Oliv.） Corner	根及茎	小儿腹泻、肝炎
珠芽艾麻	荨麻科	*Laportea bulbifera* （Sieb. et Zucc.） Wedd.	带根的全草	小儿疳积
单叶铁线莲	毛茛科	*Clematis henryi* Oliv.	块根	小儿疳积
牡荆	马鞭草科	*Vitex negundo* Linn. var. *cannabifolia* （Sieb. et Zucc.） Hand.~Mazz.	根叶	小儿夜尿、头痛、风痛、急性肝炎

种名	科名	种拉丁名	药用部位	主　治
活血丹	唇形科	*Glechoma longituba*（Nakai）Kupr.	全草	小儿疳积
红白景天	景天科	Sedum alboroseum Baker.	全草	小儿风痰、咽喉肿痛、乳蛾、痈肿

[柒]常见五官科用药

种　名	科名	种拉丁名	药用部位	主　治
东风菜	菊科	*Doellingeria scaber*（Thunb.）Nees	全草	急性扁桃体炎、毒蛇咬伤
杏香兔耳风	菊科	*Ainsliaea fragrans* Champ.	全草	喉蛾、鹅口疮
脱皮马勃	灰包菌科	Lasiosphaera fenxlii Reich.	成熟子实体	鼻衄、齿衄、咳嗽、术后出血、失音、吐血、冻疮、衄血、疔疮、咽喉肿痛等
水龙骨	水龙骨科	*Polypodium niponicum* Mett.	根茎	牙痛、跌打损伤
大叶冬青	冬青科	*Ilex latifolia* Thunb.	叶	口舌糜烂、减肥
毛冬青	冬青科	*Ilex pubescens* Hook. et Arn.	根、叶	扁桃腺炎、高血压、外伤出血
兰花参	桔梗科	*Wahlenbergia margi-nata*（Thunb.）A. DC.	全草	角膜溃疡、小儿疳积
野山楂	蔷薇科	*Crataegus cuneata* Sieb. et Zucc.	根、果实	鼻息肉、胃痛、痢疾
金樱子	蔷薇科	*Rosa laevigata* Michx.	根、果实	牙痛、痢疾
金线草	蓼科	*Antenoron filiforme*（Thunb.）Rob. et Vaut.	带根全草	喉蛾

种 名	科 名	种拉丁名	药用部位	主 治
短毛金线草	蓼科	*Antenoron filiforme* （Thunb.） Rob. et Vaut. var. *neofiliforme* （Nakai） A.J.Li	带根全草	喉蛾
山牛膝	苋科	*Achyranthes longifolia* （Makino） Makino	根	咽喉肿痛
青葙	苋科	*Celosia argentea* Linn.	全草、子	风热风赤肿痛、翳障、身痒
石蟾蜍（粉防己）	防己科	*Stephania tetrandra* S. Moore	根	咽喉炎
须毛蔓茎堇菜	堇菜科	*Viola diffusa* Ging. ex DC. var. *brevibarbata* C. J.Wang	全草	鼻渊、无名肿毒
飞来鹤（牛皮消）	萝藦科	*Cynachum auriculatum* Royle ex Wight	根	喉炎、急性扁桃腺炎
谷精草	谷精草科	*Eriocaulon buergeri- anum* Koern.	带总花梗的头状花序	夜盲
千金藤	防己科	*Stephania japonica* （Thunb.） Miers	全草	眼翳、赤眼、痢疾、风湿关节痛、毒蛇咬伤、痈肿疮疖
青牛胆	防己科	*Tinospora sagittata* （Oliv.） Gagnep.	块根	急性咽喉炎、扁桃腺炎、口腔炎、菌痢、痈疖肿毒
山木通（铁皮威灵仙）	毛茛科	*Clematis finetiana* Lévl. et Vant.	根	眼痛、小便短赤
虎耳草	虎耳草科	*Saxifraga stolonifera* Meerb.	全草	中耳炎、耳疔、小儿急惊风、咳嗽、痈肿疔疖、吐血
瓜子金	远志科	*Polygala japonica* Houtt.	全草	咽炎、扁桃体炎、小儿疳积、跌打损伤、疔疮疖肿

种 名	科 名	种拉丁名	药用部位	主 治
石蕨	水龙骨科	*Saxiglossum angustis-simum*（Gies.）Ching	全草	目赤、咽喉肿痛、小便不利、白带、风湿骨痛、咯血、吐血、衄血、崩漏
蕺菜	三白草科	*Houttuynia cordata* Thunb.	全草	小儿感冒咳嗽、气管炎、肾炎、扁桃体炎、肺脓疡、肺炎、气管炎、泌尿系感染、肾炎水肿、肠炎、痢疾、乳腺炎、蜂窝组织炎、中耳炎、毒蛇咬伤
截叶铁扫帚	豆科	*Lespedeza cuneata*（Dum.~Cours.）g. Don	根或全草	夜盲、盗汗、黄疸、遗精、腰痛、赤白带
叶下珠	大戟科	*Phyllanthus urinaria* L.	全草	赤眼、目翳、雀目、肝炎、小儿疳积
紫茉莉	紫茉莉科	*Mirabilis jalapa* Linn.	根、花	根治扁桃体炎、月经不调、白带、前列腺炎、泌尿系感染、风湿关节酸痛、痈疽肿毒；叶治疔疮；花治咯血；果治脓疱疮

畲族民间医药特点

在特定的历史条件和特殊的环境中，畲族人民为了生存与繁衍，在长期与疾病作斗争中，运用了许多适合当时社会环境、气候、地理特点和生产、生活习惯的医疗方法，总结了防治疾病的经验，逐步形成了具有民族特色的畲族医药，为畲族人民的保健和繁衍作出了积极的贡献，也丰富了中国医药学的宝库。

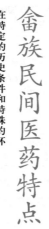

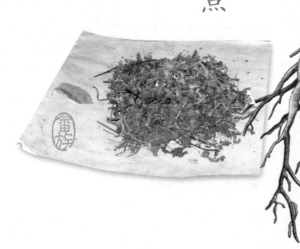

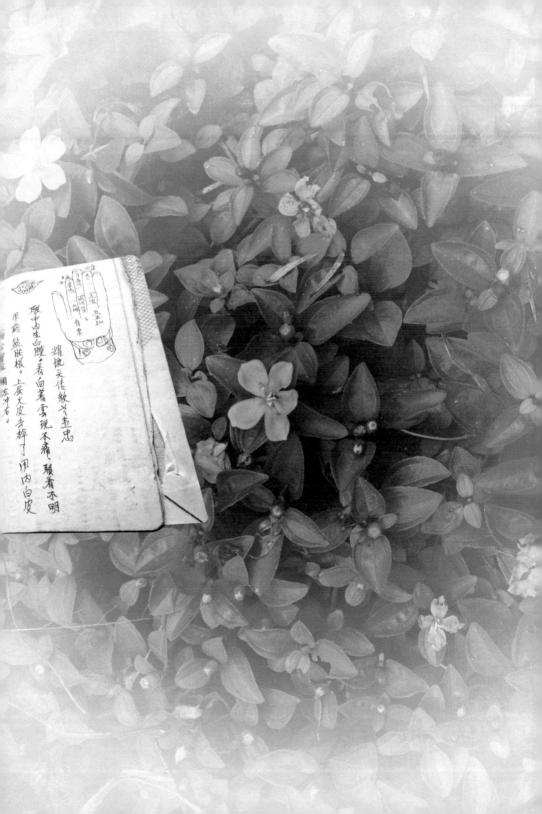

畲族民间医药特点

[壹]畲族民间医治特色

畲族人口多数分布于偏僻山村，长期以来由于生活贫困、文化落后、交通不便，造成了卫生保健事业落后。畲族地区蔓延的疾病主要有疟疾、甲状腺肿、结核病、丝虫病、血吸虫病、天花、麻疹等十多种。这些疾病，严重地危害了畲民身体健康，也使畲族人口难以增长。畲民在与疾病斗争的长期探索实践中，形成了一套独特的治疗方法。许多畲族民间的常见病，如感冒风寒、温热暑湿、麻痘、妇科病、毒蛇咬伤、跌打损伤、六时筋络、疮痒肿疖和急性喉蛾、急惊风等，主要依靠传统的民间医术救治。药物就地取材，方剂用祖传验方，用药既经济又及时，因此畲医很受群众所喜爱。畲民在长期的生产劳动和生活实践中，经常取草药治疗常见病，积累了丰富的中草药防治疾病的经验，涌现了不少畲族的民间医生，能治疗跌打损伤、蛇伤、风湿、痔疮、黄胆性肝炎、肺炎、疟疾、痢疾、白喉、哮喘、癫痫、牙痛、小肠疝气、小孩疳积、妇女败血、尿道结石、肿痛等常见病。他们的主要器具是药背包、药刀、铁研船、药筛、火罐、梅花针、银针、研钵、药耙、药臼等。

　　畲族多居边远偏僻山区，有着得天独厚的中草药资源。畲族民间医生大部分是既懂药又懂医，因其防病治病多以青草药为主，因此又被称作"青草医"。畲医治病多数凭借祖传经验服用中草药，或采用其传统治病方法。治病技术被视为珍宝，大多靠口传心授，传男不传女（可传媳妇），妇儿科也有婆传媳。畲族治病技术少有文字记载，代代承传，有些技术随着传承而得到发扬，自成体系，有些则因后继乏人或怀技者意外死亡而失传。通常怀有一技之长者不以医术为主业，一般仍从事农耕，或半农半医，有时也会接受微薄的酬劳。除了一些民间名医外，畲族山村许多家庭都懂得一些常见病的用药，自采自医，不少单方，用即生效。畲医的治疗方法丰富多彩，归纳起来可分成两大类，即药物治疗和非药物治疗，或者分为内治法与外治法。在临床运用上，由于病情的复杂性，往往不是某种单一的疗法所能治疗的，所以常是结合运用，以达到治疗效果。

　　一、畲族民间多以辨证论治　　畲民在长期的生息、繁衍及与疾病斗争的过程中，懂得了运用阴阳平衡关系来医治疾病，调理肌体功能的平衡健康。他们也善于运用阴阳学法来辨证论治，判断病情，确定药性，配剂方药。阴阳平衡，就是畲族人民在漫长的历史发展过程中形成的独特医药观。在畲族医药发展史上，运用代代相传的草药方扶伤除病占有一定的地位，至今不衰。

　　二、注重食物疗法　　畲族食物疗法历史悠久，既有用来增强体

质、预防疾病、延年益寿的，也有用于治疗急慢性疾病的。这种疗
法使用面广，涉及内、外、儿、妇、眼、五官、肛肠、骨伤等诸科疾
患，且普及率极高，几乎家家户户都在应用。平时食用家禽家畜配
用中草药，逢年过节炖鸡煮鸭也加入中草药，故在畲村有"九药不
如一补"（一补即食补）的说法。畲族食物疗法强调以脏补脏，认为
禽畜的内脏或肌肉与人体相应的内脏或组织有特殊的补益关系，
如治疗四肢关节病痛的药物多配用猪蹄（猪七寸），用干品槲寄生
（山毛榉类桦木科槲）100克配猪蹄一个，加红酒适量炖食，可治关
节风湿病。食补是防病的有效方法，几乎成为当地畲族群众家喻户
晓的疗法。

三、畲医治病也存有迷信色彩　如畲医认为孩童小便被人用
作药物对孩童生长发育有影响，家长不肯将孩童的尿给人作药用；
又如替人采药不能蹲着采挖，认为蹲着采药治不好病，必须弯腰采
挖；治疗小儿夜尿症炖煎药物时不能被外人知道，外人知道后就会
失灵等，这是没有科学根据的。但畲医认为这要严格遵守。随着科
学知识的普及，笔者相信这类问题终将被解决。

[贰]畲族民间用药特点

一、防病治病多以青草药为主　畲族聚居于山区，这里地势地貌
多样，水热条件好，主要植被为灌木，有蕨类、藤木和针叶林及针阔
混交林，森林郁闭度较大。90%以上的畲药为天然植物药，仅少量是

动物药, 矿物药几乎没有。畲医在使用药物时大都是以单味药治病, 但随着对药物性能的深入了解和不断丰富的临床实践, 畲医也逐渐尝试用多味药组成的复方。与此同时, 他们在选择药物成方治病时, 也会根据病情的需要, 对处方中的药物剂量做适当的加减, 以达到处方更加切合新的病情需要的目的。畲医用药有特殊之处, 同一种草药要分发病季节、病者病情而到不同的地点采集。使用草药大多用全草, 有的只用根、叶、皮、茎、花、果等或其中的某一部分。畲医用药讲究新鲜, 随用随采。生长季节性较强的草药, 按季节采集, 加工后备用, 但储藏期一般以百日为限, 最长不过一年, 多数是原生药, 少数经过特别的加工炮制。主要药用植物有筋骨草、连钱草、千斤拔、小春花、乌饭、蜘蛛抱蛋、胡枝子、五加皮、黄连、玉竹、阴地蕨、淫羊霍、鹿含草、丹参、仙茅、草乌、杜衡、龙胆草、蛇足石松、覆盆子根、毛花猕猴桃根、异叶回芹、金线莲、银线莲、独活、七叶一枝花、雪里开、天南星、石菖蒲、狗脊、山银花、钩藤、败酱草、乌梅、黄精、骨碎补、滴水珠、常山、土茯苓、大血藤、贯众、鱼腥草、银杏、三尖杉、厚朴、十大功劳、太子参、茯苓、海金砂根、粉防已、香附、肉桂、山药、仙鹤草、淡竹叶、山姜子、黄栀子根、半夏、天门冬、青蒿、艾叶、百合、青葙子、车前草、篇蓄等。动物和矿物药材有蕲蛇、穿山甲、乌梢蛇、刺猬皮、鳖、龟、石乳、石菇等, 还有兽类骨、肉等, 如野猪肚、野猪牙、山羊血等都是常用药。还用木本、藤本、蕨类、菌类等，或用溪流山谷田间的小动物入药，少用海产品入药。

此外，畲村亦有人工种植药材的传统。常见的有淮山、五加皮、茯苓、佛手、白术、青葙子、薄荷、紫苏、荷叶、土砂仁、急性子、太子参、桑叶、枇杷叶等，同时开发野生草药资源百余种。

畲医使用草药的特点，主要概括总结为"廉、验、便"三字。"廉"指这些草药基本不花钱或少花钱，遍地野生，俯拾皆是。"验"指疗效确切，不但常见病疗效好，急症亦很见效，如治毒蛇伤，只要在山涧寻找一点对症草药，洗净捣烂，敷于伤口即生奇效。"便"指医治方便，草药四季可采，遍地皆有，故畲医出诊背布袋，边出诊边采药，随用随取，就地求医。

二、采收加工炮制　畲医应用草药多数为随用随采原生药（少数畲医利用园边屋角种植一些常用或难以采到的草药），也有按季节采集，经粗加工后备用的，少数还将草药烧灰存放或蜜炙备用。掌握单秘验方的畲医所用中草药皆自采自用，加工后交给病者，以防技术外传。有些单秘验方效果显著，如用铁菱角根治带状疱疹，真珠莲根治小儿腹泻，山皇后根（马鞭草科大青）治神经性头痛等，屡试屡验。

三、常见加工炮制方法　有炒、烤、炖、蒸、煮、煎、泡、烧炭、切、去皮、捣、研、调、洗、浸、搅、嚼等常见方法。

四、炮制辅料　煎煮辅料有水、米泔清、黄酒、水酒混合液等。

蒸法辅料有水、酒、水酒各半等。

五、草药多以畲族语定名 草药定名与当地群众所称呼的俗名不同,更与学名不同。草药多以畲族语定名,甚至各地畲医叫法也不一样。

六、剂量 据数据库统计分析,畲医用中草药剂量都比较大,在一千多个处方中,用量小于5g(含5g)的药物占16.08%,用量为5~10g(含)的药物占31.72%,用量为10~20g(含)的药物占25.62%,用量为20g以上的药物占26.58%。如用白关门草根(豆科胡枝子属狭叶铁扫帚)干品150g炖公鸡一只,可治疗糖尿病(常用量为9~15g);犬尾鸡冠花(苋科青葙属青葙子)干全草100g(常用量9~15g)炖水鸡(蛙科无尾目动物青蛙)200g,治男子下消;用金腰带鲜根(豆科胡枝子属木本胡枝子)100g(常用量6~9g),母鸡一只,红酒适量炖食治胃脘痛;播田刺脱鲜根(蔷薇科悬钩子属田藨)2.5kg(常用量6~15g),煎汤取汁2500ml炖老母鸡一只治疗冷痹(风湿关节痛)等。这些草药的用药量都超过常用量的10倍以上,田藨还超过160多倍。也许这些中草药无毒,用量大效果也好,对于超大剂量用药对人体产生的影响,还值得进一步探讨。

七、用法 据分析,在一千多个处方中,有半数以上为用水煎服,约四分之一为外敷。另外还有为数不多的研粉吞服,水或酒等冲服,加采泔水磨服和蜂蜜磨服,加到动物脏器内(如鸡、猪肚、羊肚等）煮，或加动物脏器（多为猪类、鸡类）或夹心肉炖服、煮汤同服等，或内服外用同时进行，或加其他药引同服等。外科疾病常将内服与外敷相结合，如治疗疔、疮、疖、痈多采用草药治疗，有时采用内服清凉解毒草药与外敷相结合的办法，少数仅用外敷治疗。在治疗上多采用特殊药物，如七圹疔用芦竹笋适量捣烂，加烧酒少许外敷。"虎须"要剪猫须或羊须焙灰调茶油涂抹，有些地方用野芋麻叶捣红糖包敷，有些地方用土虾捣红糖包敷。小儿长头疮用绿豆粉、松香末各等量调麻油或茶油涂；小儿头生疬，用松香50克、铜绿5克、明矾50克、桐油半斤，煎熬成膏药贴之；小儿头上长"软壳蟹"（脓肿），用生目鱼骨（海螵蛸）研末调麻油涂抹；小儿头上多发性毛囊炎引起的"烂头"，用蚯蚓焙灰为末调茶油涂抹（部分畲族地区调煤油涂抹）；小儿胎毒头烂用鳖壳烧灰研末调茶油涂抹，有些地方则用蚯蚓焙干加少量冰片、轻粉共研成细末，调鸡蛋清外涂；小儿目肿如桃，用人乳加梨汁各半，蒸热后用鸭羽涂抹眼周消肿；发虎用老虎蜂房焙干研末调茶油外抹；背痈用埕头土调老酒贴敷，或用金刚刺叶捣烂取汁涂敷，或用猴木追根磨米泔涂抹；缠身蛇（带状疱疹）或用穿山龙磨醋涂抹，或用猪姆菜头（马齿苋）磨醋抹，或用金线藤磨醋抹，或用铁棱角根磨泔水频频外涂；生疔用少花龙葵叶，捣烂调冬蜜敷之；乳痈用鲜芙蓉根、鸟耀头、江南香皮共捣烂炒醋糟贴敷；生天蛇（手指、脚趾瘭疽）用黄花草炖白酒服，渣加雄黄、豆腐少许共捣烂贴敷，日一剂，3～4剂可愈，或用金鸡舌鲜草捣烂敷之，或用雄黄、鸡蛋壳、龙舌、朱砂共捣烂调白酒敷之；骑马痈用鲜紫荆柴（野鸦椿）取皮捣烂，一半生用，先敷患部，一半用醋糟炒热盖在上面；"老鼠偷吃"用鲜葱1～3株，食盐一撮捣烂敷之；大腿边生痈（大腿深部脓肿）用红枝田麻（红田蓼）、鼠筋草（鼠曲草）、香附草鲜品各1两左右，炖白酒服，渣捣烂加醋炒热敷贴；手面蟹或脚面蟹用一点红、五爪龙、野菊叶适量加食盐少许捣烂如泥外敷；生横闩（腹股沟淋巴结炎）用鲜玉竹15克、五加皮50克、名兰香15克、红枝田麻150克，共捣烂，铁锅上炒热贴敷；天罗疮用田螺壳烧灰调茶油抹之；长无名肿毒用金刚刺根磨米泔水抹之。这些疗法在畲族群众中广为流传，也都有一定效果，畲医认为早期采用炒热贴敷，可达到活血去毒的疗效，实际上是起到热敷作用，也说明畲医治疗疔、疮、疖、痈有其特色。

八、药物性能 畲医认为体质寒者要配用热性食物，体质热者要用凉性食物，如胃脘冷（寒）痛要用羊肉炖药，热痛要用猪肚或猪五花肉炖药（畲医认为羊肉性热，猪肚、五花肉性平）。白糖、冰糖性寒，红糖性热（红糖制作时要加石灰，石灰能把生蛋煨熟）；白酒性寒，红酒（米黄酒、土黄酒）性热；绿豆、萝卜性寒，葱、姜、蒜性热等。畲医认为冷热掌握不好，有害无益，重者会招来祸端，因此强调选用药物要注意寒热属性，用药注意药性，还要注意季节性。夏天多用寒性，冬天常用热性，这可能与畲族居住在南方的高山峻岭有一定关系。畲族定论药物性能很简单，仅分阳药、阴药与和药三种。把热性能、温性能的药物统称为阳药，把寒性能和凉性能的药物统称为阴药，不寒、不热、不温、不凉之药物称为和药。气与血是人体生命所在，气血失平必然得病。畲医所谓阳药，即治理气血凝寒衰降，湿困之症；阴药治理亢盛、炎症；和药则具平衡和滋补功能，使气血维持在正常的健康水准。畲医药掌握了一套阴阳自然关系，阳药一般生长在朝阳的山坡，阴药一般生长在阴山沟壑，和药一般生长在低峪，所以采药时一般不太会错位。畲医用药也遵循"寒者热之，热者寒之"的基本法则，根据患病者病情而定，如热性疾病加冰糖、白糖，寒性疾病加红糖、生姜等。

九、强调药物的新鲜度　畲民生病一般喜欢用鲜草药，随手采来顺手医是畲民常用的医病方法。畲医用药讲究新鲜，最好是现采现用，陈年药物不用，超过百日不用，也有以一年为期的。药物存放时间长不仅易霉变，药物有效成分也散失，特别是带挥发性的药物更甚，因而用药强调新鲜度是有一定道理的。常用的使用鲜品的方子如治跌打损伤用落得打鲜根捣烂外敷，治肺炎使用狗尾草、金锦香鲜品煎汤服，治阑尾炎使用败酱草、鬼针草、田基黄、苦职等鲜品开水炖服，止血使用鳢肠鲜全草捣烂外敷，脚底生石肿（脓肿）使用瓜子苦鲜全草加食盐捣敷，等等。

十、重视药引和辅料的作用　畲医认为药引和辅料极为重要，可加强药物作用。多用酒类、糖类,少用童尿。畲医认为酒能通血脉,行药势,增疗效;糖能补虚调和,行血化瘀,不作为调味使用;童尿能走血去火(要用十岁以下健康男孩斩头去尾中间的尿,最好是清晨第一次小便),对于跌打损伤或出血性疾患强调要加童尿。根据现代医学研究,尿的成分复杂,含有激素,可治多种疾病,畲医用童尿作药引治,也是有其道理的。常用的药引一般有糯米、红酒、红枣、红糖、白糖、蜂蜜、人乳、米泔水、鸡、鸭、鸡蛋、乌骨鸡、嫩鸡、猪脚、猪肚、猪心、猪肺、猪夹心肉、猪瘦肉、猪骨、猪爪、猪肝、猪大肠、猪脚筋、猪骨髓、羊肚等。辅料有黄酒、糯米酒、烧酒、白酒、高粱酒等。动物类如鸡、嫩鸡、童子鸡、乌骨鸡、公鸡、黄毛鸡、红爪鸡、黄色母鸡、鸡蛋、乌骨鸡蛋、鸡肝、猪肉、猪瘦肉、猪脚、猪骨髓、猪油、猪爪、猪大肠、猪肚、猪心、猪肺、猪气管、猪胃、猪肝、猪腰、猪夹心肉、盐肉、盐肉骨头、瘦猪脚、腌肉、猪头下颌部分、鲜猪骨头、羊肚、羊奶、牛心、毛兔肉、蜂蜜等,糖类如红糖、白糖、冰糖、赤砂糖等,参类,油类如菜油、麻油、茶油等,其他类如淘米水、米泔清、盐、橘饼、豆腐、竹鞭笋等,以便于服用,增强疗效,作为药引或起到矫味、调味等作用。

十一、采用禽畜等陆地上动物　畲医学注重以脏补脏,认为禽畜的内脏或组织与人体相应的内脏或组织有特殊的补益关系。如治疗四肢关节病痛的药物多配用猪蹄(猪七寸),用干品榛寄生(山毛榉类桦木科榛）100克配猪蹄一个，加红酒适量炖食，治关节风湿痛；治头风痛配用白埔姜鲜根（黄荆）80克煎汤取汁，羊（猪）脑一个，加冰糖适量炖服；治疗胃脘痛则加猪肚，等等。常采用禽畜等陆地上动物，极少使用海产品，即使数代居住在海边的畲族群众也不常用海产品，这可能与畲族祖先居住在内陆山地有关，也说明畲医是世代相传的，这对研究畲族来源也有一定的参考意义。

十二、剂型 畲医在长期的临床实践中，创造了适合临床病情需要的和具有各种药物特性的剂型，使药物更好地发挥药效。同一药物因配制的剂型不同，其治疗作用也会不同。例如治疗风湿痛（关节炎），如果用汤剂则药效显得缓慢，所以就运用酒剂进行治疗，这样可以快速达到疗效。少数畲医将中草药制成丸、散、丹、膏，如治疗喉疾的药散必须用草药焙烤研末藏放备用。畲族民间医药常用的剂型有汤剂、炖蒸剂、散剂、酒剂、煎膏剂、鲜汁剂、外洗剂、外敷剂、包裹剂、佩挂剂等剂型，其中汤剂、散剂、药酒用得最多，其他剂型用得较少。常用复方，少则几味，多则几十味。

十三、禁忌 畲族服药讲究时间与忌口，忌吃酸辣等刺激性食物或冷食，有时也忌鱼、肉等腥膻类食物。

[叁]畲医药传承与研究开发

畲族医药是我国传统医药和优秀民族文化的重要组成部分，是畲族人民长期与疾病作斗争的经验总结和智慧结晶，它对畲族地区人民的医疗卫生保健事业发挥着重要的作用。加强畲族医药的整理、发掘和继承工作，对于提高人民健康水平、增强民族团结、促进民族经济社会发展，具有重要意义。

近十年来，研究人员先后走访了全国畲族集居乡村200多名畲族民间医生，收集到诊治病种300多个，秘方、偏方等1000多个，畲药1600多个品种，完成畲药的临床验证10多个，开发保健食品近10个，制定畲药地方标准11个。2005年，发起成立了全国首个畲医药学术团体——丽水市畲族医药研究会。2007年，成立了中南民族大学畲族医药联合研究院、丽水市畲族医药研究所，召开了首届全国畲医药学术研讨会。近年来还多次举办了畲族医药学术交流研讨会，编辑了《畲族医药研究》系列资料，撰写出版《中国畲族医药

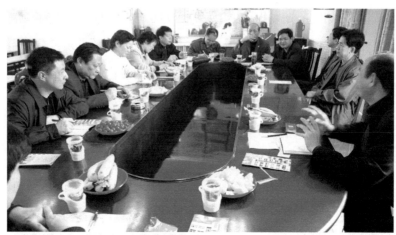

浙江畲医药代表团在福建调研与交流

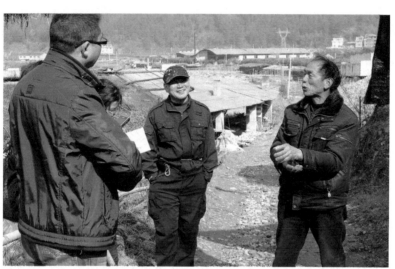

畲医药团队深入畲族民间收集资料

学》等专著。多人多次在全国学术大会上作重点发言，已在全国会议
交流及省级以上杂志上发表畲医药论文四十多篇。先后主持了国家
"十二五"国家科技支撑计划项目"畲药活性物质的发现及其应用
研究"、"畲医发痧疗法治疗痧症的关键技术及应用研究"、"畲族
珍稀濒危和特有药用物种资源调查"、"畲药食凉茶活性分子筛选
与质量标准研究"、"畲族医药资源保护现状与对策研究"、"畲族
医药历史渊源"、"浙江畲族民间用药特点研究"、"浙西南畲族医
药资源保护研究"、"畲医痧症的治疗与防范研究"、"畲医痧症治
疗方法研究"、"中国畲族民间医药调查与整理"、"畲族医药研究
与开发"、"基于COX~2和5~LOX的常用畲药抗炎活性成分筛选"、

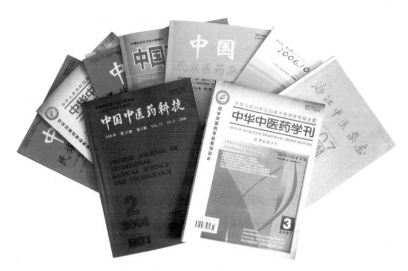

畲医药研究论文发表期刊

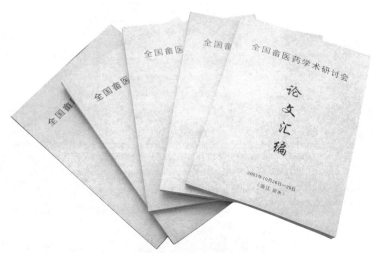

畲医药论文汇编

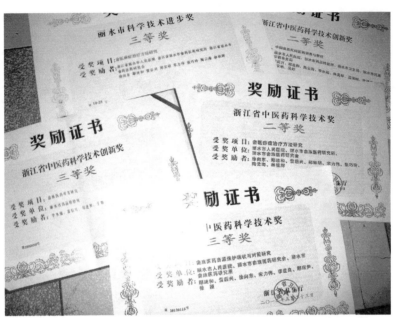

畲医药各类获奖证书

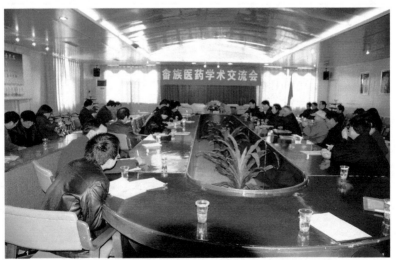

畲族医药学术交流会会场

　　"畲族鸡骨草干预胶原诱导性关节炎大鼠滑膜病变的蛋白质组学研究"、"畲药资源调查与开发利用研究"等各级各类科研课题近二十项。科研成果先后获省科学技术进步三等奖，中华中医药学会科学技术进步三等奖，省中医药科学技术创新一、二、三等奖，省医药科学技术进步奖，市科学技术进步奖，市社会科学优秀成果奖等十多项，二十多篇畲医药研究论文获得省市自然科学优秀论文一、二、三等奖。2010年，畲医药学被列入丽水市医学卫生重点学科。

畲族医药的抢救与保护

畲族传统医学既是历史文化遗产，又是现实的医疗卫生资源；既有独立的文化意义，又要继承发展、合理利用，充分发挥其保护各民族人民健康的作用。

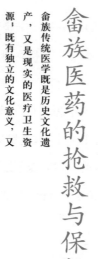

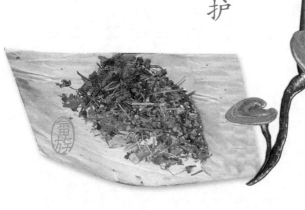

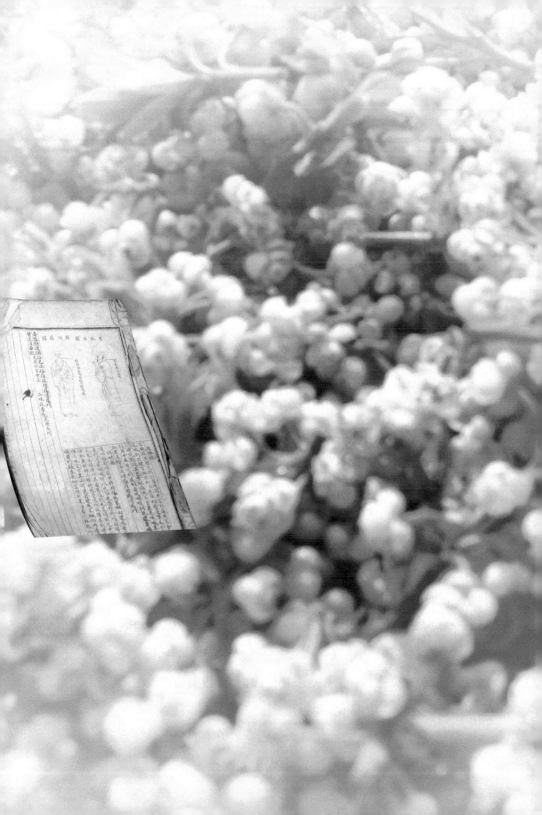

畲族医药的抢救与保护

　　《联合国教科文组织发展纲领》指出："记忆对创造力来说是极端重要的，对个人和各民族都极为重要。各民族在他们遗产中的自然和文化遗产，有形和无形的遗产，这是找到他们自身和灵感源泉的钥匙。"国务院《关于加强文化遗产保护工作的通知》（国发〔2005〕42）号指出："我国文化遗产蕴含着中华民族特有的精神价值、思维方式、想象力，体现着中华民族的生命力和创造力，是各民族智慧的结晶，是全人类文明的瑰宝。保护文化遗产，保持民族文化的传承，是联结民族情感纽带、增进民族团结和维护国家统一和社会稳定的重要文化基础，是维护世界文化多样性和创造性，促进人类共同发展的前提。加强文化遗产保护，是建设社会主义先进文化，贯彻落实科学发展观和构建社会主义和谐社会的必然要求。"

　　畲族医药是畲族人民在千年历史中创建的精神财富，蕴含着畲族丰富的思想精华、道德观念和民族精神，是宝贵的非物质文化遗产。但由于外来文化的冲击和经济社会的影响，传统的畲族医药正在不断流失，逐渐被边缘化，生存与发展空间越来越小。

　　畲民特别是畲族农村的年轻人，不再像他们的祖辈一样，依附于脚下的贫瘠土地，驻守千年不变的山头田间，或读书、或参军、或外出打工、或到城市工作，陆续离开家乡，仅留下年长一辈隅守故土。数千年来始终靠集体传承的畲族医药这项非物质文化遗产，越来越失去原有的参与者，老的传承人逐渐老去，带走了文化的记忆，而新的传承人却青黄不接，这使畲族医药在民间、在山野的生存与发展面临较大的困境和危机。这是畲族医药这项非物质文化遗产需要抢救与保护的背景与原因。

一种文化亟须抢救与保护，说明这种文化的生存环境恶化、传承机制受到侵害、正常发展受到影响，这也是其进入世界非物质文

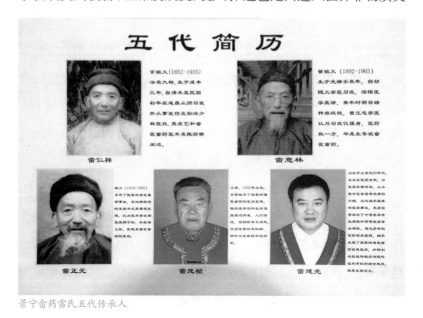

景宁畲药雷氏五代传承人

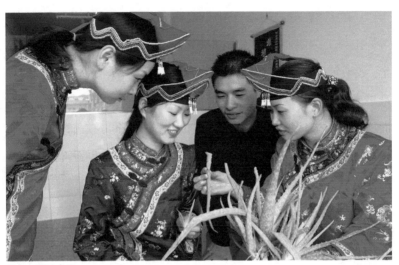

年轻一代的畲医

化遗传保护名录的一个重要条件。在经济全球化、价值观念与娱乐方式多样化的背景下，具有传统性、民族性、边缘性、脆弱性的畲族医药正成为一种弱势文化，甚至濒临灭绝，保护畲族医药刻不容缓。保护世界非物质文化遗产是人类的共同责任，但保护畲族医药又面临着资金匮乏、生态环境不佳、公众认知度缺乏等问题。

畲族医药具有丰富的历史、文化、科学价值，这是畲族文化的亮点与特色，对畲族地区社会和谐、文化繁荣、民族发展具有重要作用，也隐藏和附带着巨大的经济与社会价值。所以说，及时抢救、科学保护、合理利用、适度开发畲族医药，是学术研究层面和现实层面上值得重视与探索的一个重大课题，同时它对人类非物质文化遗产的保护与开发具有个案示范的作用。

[壹]畲族医药资源基本概况

从十多年来的畲族医药发掘整理情况来看,因畲族无文字,只有语言,因此畲医医技全凭口传心授,而少有医学文献。发掘整理主要用汉文表述其医学经验和医学理论,这种情况对保护畲族医药起到了积极的作用,特别是口头的非物质文化遗产,目前丢失情况尤为严重。畲族医药传承人锐减的原因,除了老年离世、医技陈旧、自然淘汰以外,主要是国家统一的卫生法规对畲医来说门槛过高。该项医种又不具备开考的条件,于是更造成一种口实,认为"国家不开考的民族医种都是国家不承认的","国家不承认的就是非法的"。国家既不开考,下面无权录用,取缔措施频频紧迫,后续的行政管理又长期停滞于"研究"和"等待"之中。俗话说"三年荒个秀才",畲族医药人员总不能饿着肚子无限期地等待下去,子女不肯干,不如外出打工,于是"老畲医死了,年轻的畲医走了,山上的草枯黄了,老百姓的心凉了"。畲族民间医药是草根文化,连接着传统文化的血脉,一旦丢失,就难以再生。而中医药在西医药面前仍显弱势,畲医本来就是人微言轻,很少有机会向上反映意见。他们的消失,不仅给缺医少药的乡村雪上加霜,更是让传统医药的根基发生动摇。畲族医药失去了与畲族群众的千丝万缕联系,即将成为永远消失的历史瑰宝。畲族医药的逐步消亡,与部门法规的不健全有关,

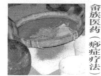

同时也与一些不容忽视的学术特点和社会因素有关。

现有关畲族传统文化的研究大多集中在民俗艺术领域，因此关于畲文化的著作也往往偏重于音乐、舞蹈、绘画等方面，而较少涉及医药文化。一些民族学、社会学家认为畲族医药隶属自然科学，专业性强，巫医难分，难做进一步研究。另一些学者则认为畲医药作为民间医药，早已被历史淘汰，无挖掘整理的必要。与此同时，卫生部门对畲医的科学性也保有存疑态度。而相关政府机构对之更是缺乏了解与调查，对其保护的必要性缺乏足够认识。这些都给畲医药文化的传承发展带来了种种阻碍。

目前，畲药的开发虽然得到了重视，但由于历史、地理、经济、文化等各方面因素的制约，畲族医药在发展过程中仍有不少困难和问题，面临着较大的挑战。

第一，畲族医药目前仅处于传承保护阶段，理论学术体系还不完整，仅有部分理论和丰富的实践经验；有许多民间验方和医学资料处在整理阶段，有些尚待发掘整理。畲族医药面临着加快推进理论与学术进步、适应新时期群众需求的紧迫任务。

第二，畲族医药基础薄弱，服务能力有待加强，人才缺乏，科学研究起步晚。畲族医药的医疗、教育、科研机制不健全，缺乏竞争力，在基础建设、人才培养等方面还面临很大困难。

第三，随着现代医学的迅速发展，疾病预防诊断和救治水平不

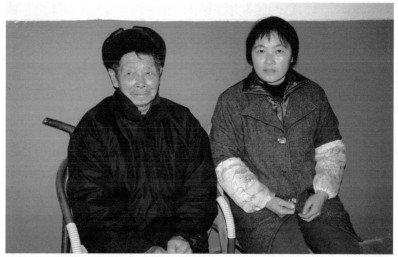

莲都畲医师徒

断提高。中医药学术和事业的发展,中西医结合工作的进一步加强,让人民群众保健防病治病的选择日趋多元化,畲族医药原有的优势领域受到较大的冲击。

从发展的角度说,如果把发展畲族医药经济的关键集中在畲药产品开发方面,对当地药材资源的开发利用当然有积极的一面。但如果从畲族医药的继承发展来看,这显然缺乏通盘规划,没有看到药的发展必须要有医的带动。光从经济着眼,废医重药,是没有前途的。其次,畲族大多分布在边远地区,大部分地区的生态环境十分脆弱,发展畲药不能以破坏生态为代价。第三,目前有些畲药原料已处在濒危状态,人工种植养殖问题尚未完全解决,不宜作大规

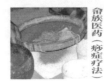

模工业化生产。因此，重药不重医的片面经济发展观不仅无助于畲族医药的发展，还有可能对畲药的发展造成毁灭性的后果。

[贰]畲族医药保护的意义

　　我国是一个统一的多民族国家，各族人民在长期的历史进程中创造了各具特色的民族医药，它是中华传统医药的重要组成部分，是我国传统科学技术的体现。从医学层面看，畲族医药是畲族人民在长期的历史进程和特殊的自然环境中，与自然相处、与疾病抗争的智慧结晶，在历史上曾长期作为畲族地区的"主流医药"，在保障畲族群众身体健康方面，发挥了不可估量的作用。从文化层面看，同中医药一样，畲族医药有着丰富的民族传统文化内涵，反映了畲族人民对自然和人生的独特感知和特有的思维方式，蕴含着丰富的哲学思想和价值认识，是我国重要的非物质文化遗产。

　　从当前医疗公共服务层面看，畲族医药同传统中医一样，能够提供"简便验廉"的医疗服务，能够有效地缓解畲族地区群众看病难、看病贵的突出问题。尤其是对于地处偏远、还比较落后的地区来说，重新认识、构建畲族医药的地位，发展和利用好这项非物质文化遗产，就是为畲族地区人民群众提供最近、最亲，也是最基础性、长远性的医疗服务。

　　发展畲族医药不仅是一个重要的医疗和学术问题，而且事关尊重民族感情、传承民族文化、增强民族团结、促进民族繁荣的大局。

畲族医药既有自然文化，又有人文文化。我国的医疗卫生事业与西方国家相比，有许多明显的特点，其中之一，就是我国既有西医，又有中医，而且在政策上实行"中西医并重"的方针。我国《宪法》规定："国家发展医疗卫生事业，发展现代医药和我国传统医药。"这传统医药既包括中医，又包括少数民族的传统医药即民族医药，还包括一些无特殊民族文化背景且又不属于某个医学理论体系的民间草医即民间医学，畲族医药显然属于民族医药的范畴。现在国家相关管理机构是国家中医药管理局，相关的法规为《中医药条例》，管的范围都是全国传统医药，沿用中医药的名称具有"长兄代父"的涵义。

畲族医药属于医学范畴，但又具有较多的人文因素。它是畲族人民创造的医药文化，对保障本民族的生存繁衍做出过不可磨灭的贡献。它对人体生命现象的观察和跟踪，对人与自然的关系及趋利避害的调治，对自然药物（包括植物药，也通称青草药）的认识和利用，对各种疾病的观察、诊断和治疗，均有丰富的经验和独到的防治方法，具有较强的专业性、技术性、风险性和区域性。

畲族医药既是卫生事业，又是经济产业。20世纪90年代末，随着中医药事业的振兴，畲族医药也出现了复苏的迹象。据2008年浙江省中医药科技计划项目《畲族医药资源保护现状与对策研究》课题组统计：目前，全国已有畲族医药医院两家。在畲族地区，近几年来畲医诊所和畲族医药科相继出现，设立畲族医药科的医疗机构有大型综合医院、中医院、乡镇卫生院、诊所。2008年，浙江省丽水市卫生局对市区范围内医疗机构增设民（畲）族医学科诊疗科目召开了专项听证会并出台了《关于医疗机构增设民（畲）族医学科诊疗科目的暂行规定》。现部分具有"简便廉验"的畲医治疗技术正在制定适宜的诊断及疗法规范，如发痧疗法等技术已在医疗单位推广，正在进行的科研工作也为医疗机构增设民族医学科（畲医）诊疗科目提供了依据。在相关部门支持下，畲族医药社团组织及研究机构开始逐步成立，学术研讨也在逐渐展开。现代畲药种植、加工、生产、经营也初见成效。

畲族医药既包含自然科学，又包含人文科学；既是物质文化，又是非物质文化；同时还具有非物质文化寓于物质文化之中的双重文化属性。畲族医药虽然文字记载较少，却是典型的口头非物质文化遗产，在保护、继承、利用中都必须区别情况，分类指导。畲族医药虽少有文字记载，却有代表性的药材、医具、手抄本以及各种文物流传于世，印证了畲族医药文化的多元性和丰富性。

畲族医药既是民族文化的瑰宝，又是我国传统医药文化交汇的口岸和长廊。我国畲族的人口70多万，主要分布于福建、浙江、广东、江西、安徽等省。一部传统医药文化交流史，实际上是民族医药多元文化聚集、交汇、融通和创新发展的历史。在医药文化的交流方面有利于我们弄清畲族医学的源与流、主与次的关系，也可以从中找出非物质文化遗产保护的重点。

[叁]畲族医药资源保护的范围

"非物质文化遗产"是2003年联合国教科文组织《保护非物质文化遗产公约》确定的法律概念。为了保护濒危的非物质文化遗产，联合国教科文组织提出了"非物质文化遗产"的概念以及相应的保护措施。我国是非物质文化遗产保有大国，积淀深厚，内容丰富，政府也高度重视非物质文化遗产的保护工作。国务院办公厅《关于加强我国非物质文化遗产保护工作的意见》指出："我国各族人民在长期生产生活实践中创造的丰富多彩的非物质文化遗产，是中华民族智慧与文明的结晶，是连结民族情感的纽带，维系国家统一的基础。""我国非物质文化遗产所蕴含的中华民族特有的精神价值、思维方式、想象力和文化意识，是维护我国文化身份和文化主权的基本依据。"在研究畲族医药资源保护的时候，我们不仅要保护那些实用的医疗技术和方剂药物，更要注意畲族医药所蕴含的民族智慧、精神价值和思维方式等那些无形的、在很大程度上属于"形而上"的内容。根据非物质文化遗产特定的定义和范围，畲族医药的重点范畴是：

一、口头传统文化遗产资源

畲族医药是口头传承的文化遗产，无本民族文字记载的医药知识。目前，已用汉文记载下来并经过总结整理，有部分已编写成书。但由于口头传承文化具有零散、不完整、易随着传人的变迁而丢失等特点，要想进一步完善，还需要通过田野调查等方法进行进一步补充。还有一部分人口较少、居处偏远、交通非常不便的畲族地区，那里的医药经验尚未得到调查和表述。因此，在调查基础上全面摸清畲医药状况，是资源保护工作的基础。鉴于大量畲族医药的传人已经过世，我国现代化的进程正在加速，山乡巨变，日新月异，到处旧貌换新颜，传统文化的抢救也更加显得刻不容缓。

二、传统手工艺技能文化遗产资源

传统手工艺技能，包括畲族各种特殊的诊断技术和治疗技术。如畲医痧症疗法、正骨疗法等。

三、与上述表现形式相关的文化空间

与上述表现形式相关的文化空间，比如至今仍用畲族医药为主要防病手段的山村、资源丰富的典型野生药材等。

[肆]畲族医药保护措施

对畲族医药这项非物质文化遗产进行抢救与保护，是指通过各种方式改变畲族医药的濒危状况，使之保存下来并不至于消亡的行动。遗产保护就是保护遗产的真实性、完整性和多样性，保护其价值免遭突发的或累进的破坏因素威胁，使其能够可持续发展并传留后世永续利用。采取保护措施，确保非物质文化遗产的生命力，包括对这种遗产各个方面的确认、立档、研究、保存、保护、宣传、弘扬、传承和振兴。

畲族医药作为一项珍贵而重要的文化遗产,应成为一个人类共同关心的课题。世界文化遗产保护的重要文件《威尼斯宪章》提出:"世世代代人民的历史古迹,包含着过去岁月的信息留存至今,成为人们古老的活的见证。人们越来越意识到人类价值的统一性,并把古代遗迹看作共同的遗产,认识到为后代保护这些古迹的共同责任。将它们真实地完整地传下去是我们的职责。"这段话,适用于作为历史创造财富的畲族医药,也指出了保护畲族医药文化遗产需要坚持的"真实的、完整的"原则。国务院办公厅《关于加强我国非物质文化遗产保护工作的意见》明确指出我国非物质文化遗产保护工作的原则是"政府主导、社会参与,明确职责、形成合力,长远规划、分布实施,点面结合、讲求实效",这涉及非物质文化遗产内涵保护的方面。根据国际文化遗产保护的本质要求,我们应从原真性、完整性、科学性、发展性原则来把握。

原真性是衡量文化遗产的表现形式和文化意义内在统一程度的标准,是定义、评价和监控人类文化遗产的本质因素。畲族医药起源于早期畲族人民的生产生活,成型于农业社会,其价值与内涵在于展示和体现畲族人民的历史文化、生产生活、价值观念、精神状态等,是一种历史生活的真实再现。因而我们在坚持畲族医药这

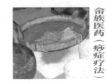

项非物质文化遗产保护的原真性原则时，要从畲族医药的文化生态、文化式样、本质内涵、基本要求等方面忠实地、真实地进行保存与保护。保护需要创造与发展，但如果是脱离历史胡编乱造，使其变模变样，那就是另外一种文化形式，而不是历史传承下来的非物质文化遗产。原真性已成为人类衡量、审视、评选、监控文化遗产的重要标准，改变了文化遗产的真实性和原义性，也使得畲族医药失去了作为历史"活化石"的价值内涵和其独有的文化魅力。

遗产的完整性包含着遗产的多样性，单项遗产本身具有多方面的内涵，其文化遗产是由丰富多样的单项遗产构成的。因此，保护畲族医药，既需要将畲族医药的各要素有机地纳入这个整体和系统进行合理保护，又需要对畲族医药进行科学地统筹与规划，整体性地进行保护。其中任何内涵与要素的缺漏，都会造成文化遗产本身的残缺，就会改变文化遗产的原真性与完整性，进而影响文化遗产价值体现与作用发挥。畲族医药非物质文化遗产由历史维度、地域空间、文化生态、本体结构、表现形式、文化主体等诸多要素构成。因此，保护畲族医药这项非物质文化遗产必须包含和涉及每一个事项方方面面的要素与内容，必须整体规划，全面保护。

科学性是按事物发展规律办事、实现科学发展的一种本质要求。当今畲族医药正处于开发过热的虚热阶段，提倡和要求对畲族医药有一个全面、科学的认识，实现对这项非物质文化遗产科学合理的管理、保护、开发与利用，是一个重要的问题。在市场经济的冲击和社会转型的现实情况下，人们受急功近利的心态影响，往往目光短浅，难以用科学的、长远的目光去对待一件事物。无论是对不可再生的文化遗产，还是对有限的资源、脆弱的生态环境，他们往往做的是"吃祖先的饭、断子孙的粮"的事，杀鸡取卵，用野蛮而非文化、愚昧而非科学的方式竭泽而渔。这对人类不可再生的文化遗产来说是极端危险的。

对畲族医药这项非物质文化遗产保护与开发的科学性主要表现在：一是要正确地认识畲族医药的起源、生成、发展、内涵、价值、意义和作用，为其更好的传承创造一个更佳的生态环境。二是要科学地认识、分析畲族医药的形式、内涵，按去粗取精、弃伪存真的要求，剔除其糟粕，保留其精华，补充新的内容。三是要在尊重畲族医药发展规律的前提下，制定科学的保护规划，建立良好的保护机制与体系。四是要按国家提出的"保护为主，抢救第一，合理利用，传承发展"的方针，处理好抢救、保护、利用、发展的关系，合理开发，永续利用，实现可持续传承与发展。

发展是事物由小到大、由简到繁、由低级到高级、由旧质到新质的变化过程，是社会、事物进步的本质要求和根本表现。文化遗产是祖先遗留给我们的宝贵财富，是历史发展的结果，同时又是未来发展的动力源泉。通过遗产的可持续发展实现文化多样性是遗产保护的最高原则。因此，在继承基础上实现畲族医药的再生产、可持续发展及向下一代的有效传承，是文化遗产传承保护的趋势，是人类责无旁贷的责任，是发展性原则的本质要求。由于文化遗产所具有的价值与作用，文化遗产的发展与人们的认识、经费支持等有密切关系，同时也对社会的政治、经济、文化、教育、道德建设和民族精神的塑造起着重要的作用。对畲族医药这项非物质文化遗产的保护，有消极和积极两种方式。消极的保护方式是把它放在博物馆或圈养起来，所谓原汁原味，其实是使之与现实生活与时代发展隔离开来。消极的保护方式不是有意要断送文化遗产，而是人的认识偏离正确理念，南辕北辙，造成恶果。这类消极的保护必将使文化遗产特别是生于民间、靠口传心授的非物质文化遗产或不被认识，或成无源之水、无本之木，导致其必然的失传。积极的保护方式是建立非物质文化遗产保护的科学理念，根据非物质文化遗产的规律，用创新的方式，使其从内容、形式、表现上既符合传统要求，又适应新的社会发展需要，使之充分吸收当今社会的丰富内涵，用源源不断的新鲜血液使之焕发生机、蓬勃发展。

我们今天所进行的畲族医药非物质文化遗产保护事业，实质上就是在延续我们祖先的创造力，它将帮助我们能够积极、有效、从容地应对我们在发展中遇到的各种困难和问题。畲族医药保护的发展性主要表现在：一是要积极宣传畲族医药，积极挖掘其内涵与价值,使更多的人们认识、喜欢、宣传、传播这些畲族文化的瑰宝,实现这些文化遗产的普及,形成浓厚的文化特色与氛围。二是既要继续挖掘畲族医药的丰富内涵和珍贵价值,不断地将之科学、合理地应用,使这些珍贵遗产焕发新的光彩,也要使广大群众不断地领略这些珍贵遗产的价值,使遗产造福于广大群众。三是扩大现有的传承方式,使畲族医药的保护从自发的状态走向自觉的状态,走进医院、学校,走进人们的医疗保健,使之更好地发挥促进社会和谐、民族和谐、文化繁荣,倡导文明生活的作用,扩大影响,实现这些文化遗产的纵向传播。

抢救与保护是畲族医药这项非物质文化遗产传承、发展的本质要求,是对畲族医药实施开发、利用的前提与基础。保护对文化遗产来说,既是世界观,又是方法论。因而,做好畲族医药的保护工作,树立"保护为主,抢救第一"的正确思想至关重要,而利用合理方法实施科学抢救与保护至为关键。

全面开展对畲族医药非物质文化遗产的普查工作,摸清家底,制定规划,使畲族医药保护工作走向科学和可持续发展的轨道。普查是畲族医药保护中一项基础性的工作。普查是一项科学性、专业性、技术性都较强的工作,也是确定畲族医药保护工作如何开展和在多大范围、多少深度开展的重要基础,其重要性、复杂性和艰巨性是不言而喻的。

目前所进行的畲族民间医药的调研，由于缺乏专业人员的参与、技术性指导和足够的经费，调研人员未能深入、详细、艰苦地调查，很多调查结果是陈旧的资料数据，没有完全、准确地反映出发展和变化，也不能反映出非物质文化遗产的全貌和真实状况。这对我们下一步制定非物质文化遗产保护的计划、政策措施是十分不利的，必须引起相关方面的高度重视。因此，搞好普查应成为畲族医药保护的首要和基础性的工作。相关人员需从文化生态、形成流变、结构式样、特性特征、价值意义、传承机制、传播范围、现实状况、濒危程度、保护措施等诸多方面作深入的、细致的、实际的、艰苦的调查，摸清情况，弄清家底。在此基础上，一方面是对年事已高的传承人所掌握的即将消失的非物质文化遗产，通过文字、音像、数字等多种方式进行及时、有效的记录式抢救；另一方面是以整体和分项相结合的方式，对畲族医药的抢救、保护工作做出中长期规划，对畲族医药保护的主体责任、原则目标、对策措施、方法步骤、机制体制、经费投入、保障条件等做出明确规定，努力使抢救、保护、开发和利用工作走上一条科学化、法制化和可持续发展的健康轨道，以此保护流传千年的文化瑰宝。

加大对畲族医药价值和意义的研究、挖掘与宣传，不断提高人民传承、保护畲族医药的文化意识，大力促进畲族医药的宣传与弘扬。畲族医药产生、存活于畲族人民中间，对民间来说是一种自然生长的文化事项。畲族群众对畲族医药非物质文化遗产生存、发展、有一种深厚的情感。但在全球化、工业化、城市化、现代化、信息化、市场化等外力冲击下，非物质文化遗产面临着全面濒危和加速消亡，这就需要人们在科学规划、系统保护、有意识抢救和有效传承等方面树立科学的理念，执行行之有效的方法，需要各级政府特别是各级宣传、文化、卫生等部门牵头来不断研究、挖掘和宣传畲族医药这项非物质文化遗产的内涵与价值，使广大群众产生文化自觉。

当前，要将具有千年历史并具有重大文化、科学价值与意义的畲族医药作为畲族地区的文化精品，倾力向外推介，不断扩大知名度，使国内外更多的人领略畲族医药独特的文化内涵和巨大的科学魅力，形成一种热爱畲族医药的氛围与热潮，让畲族医药这种文化形式既生机勃勃地存活于畲族民间，又能流传于更广阔的空间。因此，相关机构要全方位利用好电视、广播、网络、书刊等大众媒介，进行全方位、多层次、多渠道的推介与宣传。如建立畲族医药数字化信息系统，以数字化形式保留好畲族医药这项非物质文化遗产，介绍、宣传畲族医药；利用"中国文化遗产日"，做好对畲族医药的宣传；举办畲族医药学术研讨会、畲族医药非物质文化遗产保护与发展论坛，等等。通过以上各种形式和渠道的宣传与推介，既能增添畲族群众的自豪感，提高他们对本民族非物质文化遗产的认识，增强他们的保护意识，实现畲族群众抢救、保护、传承、发展非物质文化遗产的文化自觉，同时，也使得畲族医药不断被全世界、全人类认知与尊重，因而得到更大范围和更大力度的保护。近年来，丽水市畲族医药研究所、景宁畲族自治县文化部门派出传承人鄢连和、雷建光等参加了首届和第二届中国（浙江）非物质文化遗产博览会，"畲族医药"分别荣获了铜奖和优秀作品奖。畲族医药作为地方的文化精品，不断向外推介，扩大了知名度，使更多的人领略了畲族医药这项非物质文化遗产独特的文化内涵和巨大的科学魅力。

近几年来，随着非物质文化遗产知识的普及，非物质文化遗产教育越来越引起人们的重视并逐渐走入学校这个神圣的殿堂。中国高等院校首届非物质文化遗产教育教学研讨会商定的《非物质文化遗产教育宣言》指出："非物质文化遗产的教育传承，不仅是一种被长期忽视的民族民间文化资源进入主流教育的过程，一种民族古老生命记忆的延续。同时，也是一个对民族生存精神和生存智慧及活态文化存在的认知过程，是一个更具人性发展和理性精神的民族文化整合过程。"国务院《关于加强文化遗产保护工作的通知》（国发〔2005〕42号）要求"教育部门要将优秀文化遗产内容和文化遗产保护知识纳入教学计划，编入教材，组织参观学习活动，激发青少年热爱祖国优秀传统文化的热情"。关于畲族医药这项非物质文化遗产进入校园，浙江省丽水市教育局已于2009年把"畲族医药"纳入了基础教育地方课程教科书，以提高学生对文化遗产的保护意识，提高年轻一代的民族情感，取得了良好的社会效果。

一、畲族医药非物质文化遗产传承人的培养与保护

资源保护的核心，是人才的保护。畲族医药保护的关键是要在畲族地区和边远乡村制定若干特殊政策，允许畲族民间医生在当地自由执业，自由传承，用其所长，防止畲族医药的失传。畲族医药的传承可分为集体传承和个人传承两种。集体传承以学校学历教学、举办培训等为主，个体传承以师承教育（师带徒）为主。师承教育出师合格者，与学校毕业生一视同仁。对身怀"绝技"的代表性人物按规定纳入非物质文化遗产项目代表性传承人计划。同时，对两种不同的传承方法制定相关制度，实行分级管理。要鼓励和扶持畲族地区举办畲族医药教育，鼓励有条件的高等学校设立相应的专业、专业方向、选修课等，鼓励有条件的畲族地区医学院校开设的医学专业教育加入民族医药内容。扶持畲族医药重点学科建设点，加强其学科内涵的建设和研究，开展畲族医药教材的编辑出版及全国畲族医药专家学术经验继承和优秀畲族医生临床人才培养工作，造就一批畲族医药学科带头人、学术带头人、技术骨干，加强农村、社区畲族医药人才培养和队伍建设，鼓励畲族医药人员参加畲族医药技术骨干培训、乡村医生畲族医药知识与技能培训和城市社区岗位培训，鼓励在职的中医药、西医药人员积极学习畲族医药的知识与技能。畲族医药的传承培养要多样化，对师带徒，国家要出台灵活办

法，要从学历、待遇上，给予充分肯定。

保护好畲族医药传承人，完善其传承机制。保护非物质文化遗产是一个国家的职责，而国家职责很大程度上是依靠各级政府来履行的。因此，政府在抢救、保护畲族医药这项非物质文化遗产方面负有重要的责任与使命。对畲族医药的保护，中央和地方各级政府特别是畲族地区各级政府及文化卫生主管部门、民族事务部门无疑是最重要的主体。鉴于文化遗产的丰富性与多样性和它在社会和谐、经济建设、文化繁荣、旅游发展中所起到的重要作用，建议各级政府成立畲族医药非物质文化遗产办公室，专门对畲族医药这一非遗项目进行规划、保护与开发工作，建立科学的文化遗产管理体系，实现对民族文化遗产科学、合理、有效的管理。广大民众是文化传承的重要主体，传承人是民族文化有效传承的中流砥柱。传承人在文化传承中所起到的传播、传承、创新作用显著。目前，畲族医药的传承主要面临无组织，畲医生活缺乏保障，优秀传承人匮乏、断层和变异等问题，这严重影响了畲族医药的生存与发展。传承人的问题应引起政府及各方面的重视，及早地采取有效、得力的措施，实施保护。主要思路如下：一是对畲族医药传承人进行认真调查，摸清基本状况，建立传承人命名制度，对被确认为传承人的畲医，政府要给予基本生活补助，解除他们的后顾之忧，让他们尽可能地把时间、精力和聪明才智投到传承与创造方面。二是选拔年轻一代有志于畲族医药文化遗产传承，有一定文化知识、创造天赋的佼佼者作为新的传承人，由政府安排他们用一至两年的时间，到院校学习专业技能和文化知识，然后回去由老的优秀传承人对他们进行传、帮、带，使他们深刻认识畲族医药文化传承的重要责任与使命，深刻理解畲族医药的文化内涵与科学价值，成长为新一代能传承、会创新的畲族医药传承者。三是依靠文字、录音、录像等数字化信息系统和举办各类畲族医药保护培训班等形式，保存老一代畲族医药传承人所掌握的东西，使之永世流芳。四是政府部门要培养一批有畲族医药专业知识的队伍，从事畲族医药的保护与开发工作。要吸引相关专家学者，长期动态地跟踪、观察畲族医药文化遗产的传承、发展情况，为畲族医药的规划、保护、开发、利用提供科学方案。五是建立畲族医药专家咨询机制和检查监督制度，定期举行畲族医药文化遗产学术研讨会和保护发展论坛，邀请国内外专家学者关注、研究、宣传、推介畲族医药文化遗产，为其保护提供前沿的和科学的理论依据。

畲族医药的抢救、保护与传承、发展，是一个复杂的系统过程，其中畲族医药传承人的问题最为关键。针对目前畲族医药文化遗产传承人或因生活困顿、或因年事较高不断故去而造成后继无人的危局，国家政府乃至教育、文化、卫生等机构及专家学者应引起高度重视，并切实采取得力的措施，及时、有效地解决这个问题。目前，可着力从以下几个方面尝试做好工作：

1.保护好畲族医药的文化生态，为文化传承培育好根基。畲族医药非物质文化遗产的文化生态，包括其生成、发展的自然环境和人文、历史基础，它与民族文化是皮与毛、鱼与水的关系。处理好畲族文化传统与现代、保护与发展、开发与利用等关系，让畲族医药传承人在畲族文化这块沃土上有地可耕，而非空中建阁。

2.建立畲族医药各级传承人命名与管理制度，不断提高畲族医药文化遗产传承人的社会地位。自古以来的畲族医药传承人，都处于一种民间的、自生自灭的状态，与现代医学的有计划、有组织相比，就显得落后了。如今国家已建立文化遗产传承人命名制度，用制度乃至法律确立文化遗产传承人的身份与地位，已被实践证明是一种行之有效的方式。目前，需要建立完善的国家、省、市、县四级文化遗产传承人命名与管理制度，确保其身份与地位得到国家和政府的肯定，并配套制定相关的政策，使文化遗产传承人成为一种受人尊重的身份，鼓励更多的人朝成为畲族医药文化遗产传承人的方向努力，为优秀民族文化遗产的传承、发展创造良好的政策平台。

3.建立畲族医药文化遗产传承人补贴制度，让他们可以衣食无忧地从事传承活动。国家和各级政府应从各级财政预算中划拨出专门的经费，对传承人给予一定的经济补助，帮助他们（特别是年事已高的传承人）解决好生活问题，让他们衣食无忧、专心致志地做好畲族医药的传承与发展工作。同时,建立杰出传承人评选制度和传承人评奖激励机制,对那些在畲族医药文化遗产传承中表现优秀、成绩突出的传承人,进行表彰和奖励,形成重视传承、激励传承的氛围。

4.精心培育畲族医药文化产业,大力支持畲族医药文化遗产传承人进行有偿的传承活动,帮助他们解决好生计问题。畲族医药技艺,是畲族人民在数千年历史发展中形成的民族文化的精华,是无价之宝。怎样开发、利用畲族医药文化遗产传承人掌握的宝藏,事关畲族医药的发展与利用,也影响着传承人传承的积极性与创造性。因此,各级政府应发挥规划、调控、组织等职能作用,大力支持畲族医药传承人从事自己擅长的领域。同时,对传承人进行畲族医药文化遗产传承和从事畲族医药文化产业的,应制定优惠政策并相应地减免相关管理费用与税负,从而既使畲族医药文化遗产传承有好的载体和渠道,又可激发传承人乃至整个畲族医药文化遗产主体传承、保护、开发、利用文化遗产的热情,既可创造可观的经济效益,又可创造良好的社会效益,从而更好地促进畲族医药文化遗产的传承、发展。

5.抓紧做好年轻一代畲族医药文化遗产传承人的培养,使传承永续进行。解决畲族医药文化遗产传承人老化、断代、不断消亡的问题的关键是:抓紧时间组织人力、物力,用文字、录像、录音等

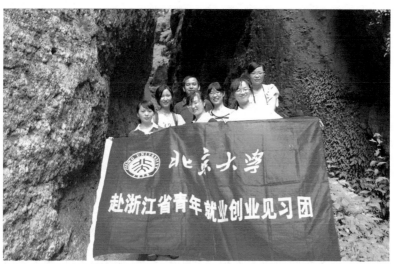

北京大学赴浙江丽水畲医药研究所社会实践

方式，将老一代文化遗产传承人所掌握的畲族医药非物质文化遗产完整地记录下来，有效地改变目前因文化遗产传承人不幸故去而使非物质文化遗产随之不断消亡的残酷现实。有计划地选拔、培养一代接一代的年轻传承人，让老一代言传身教地把自己所掌握的畲族医药文化遗产的知识和技艺传授给年轻一代，让年轻一代将老一代传承人的精华，真实地、完整地承接下来，并进行再传承、再创造。这样一代接一代的努力，才能实现畲族医药文化遗产的永续传承与发展。

二、畲族医药文化遗产资源保护的方法

根据"保护为主，抢救第一，合理利用，传承发展"的指导方针，

加强资源保护、动态保护和园区保护，建立集体传承与个别传承相结合的传承制度。

1.加强畲药材资源保护。对畲药材资源和周边生态环境，应做到开发和保护同步进行，做到保护优先，开发有度，坚持可持续发展。

2.进行动态资源保护。将畲族医药纳入地方传统医药发展规划，大力恢复和建设畲族医药的医疗、教学、科研事业，积极继承，充分利用，改善现有机构的基础设施，形成培养初、中、高人才的教育体制，扩大科研投入，建立科研基地，由国家或地方承担系统科研、基础科研和攻关科研任务。

3.进行生态资源保护。将文化空间的区域进行保护，以保留畲族医药鲜活、立体、自然的整体形象。在畲族村、乡、县和某些自然保护区中，选择畲族医药方面的重要文化遗址、名医故里、特色药源、名医诊所、医药集市、医药节日，予以整体命名并保护。

建立畲族医药文化生态保护区、文化生态村、文化生态博物馆，保护好畲族医药这项非物质文化遗产的文化生态，保护好其赖以生存的根基。随着社会的发展，人类对文化的认识与理解更加深刻，对文化遗产保护的方式、方法更加多样、合理和到位。为加强对重要文化遗产的保护，要选择特定的区域，以保护无形的文化遗产为目的，使无形的畲族医药非物质文化遗产（如口头传统、传统医技医术、传统药材加工技艺等）与有形的物种文化遗产相互依存，

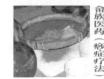

并与人文生态环境、自然生态环境和谐相处。畲族医药文化生态保护区的主要特色有：一是，畲族医药文化遗产资源丰富且分布集中，整体性特色明显，具有重要的历史、文化和科学价值；二是，自然生态环境优越，人文生态环境良好，为畲族医药传承提供了可靠保障；三是，当地文化生态与人民群众生产生活密切相关，文化生态保护有深厚的群众基础；四是，当地政府和有关部门重视畲族医药文化生态的保护工作，机制完善，措施得力。以畲族医药文化生态保护区的形式保护文化遗产，是畲族医药保护的一种探索和创新，其目的与意义在于保护好它赖以生存的环境，为畲族医药的生存发展培根固本。通过畲族医药文化生态保护区的建立，畲族医药文化遗产将会得到更大范围和更加有效的保护，畲族医药文化遗产保护的系统与机制会更加完善并显出成效。

国务院《关于加强文化遗产保护工作的通知》（国发〔2005〕42号）指出："加强少数民族文化遗产和文化生态区的保护，重点扶持少数民族地区的非物质文化遗产保护工作。对文化遗产丰富且传统文化生态保持较完整的区域，要有计划地进行动态的整体性保护。对确属濒危的少数民族文化遗产和文化生态区，要尽快列入保护名录，落实保护措施，抓紧进行抢救和保护。"我国《少数民族事业"十一五"规划》（国办发〔2007〕14号）特别提出："加强少数民族文化遗产的保护、抢救、发掘、整理和展示宣传。营建少数民族文化社区和文化生态区,有计划地保护少数民族文化遗产和保存完整的少数民族自然与文化生态区。"因此,保护好畲族医药,目前有必要抓紧建设好畲族医药文化生态保护区,以促进畲族医药的整体保护和重点保护,实现畲族医药全面整体的、科学合理的、可持续的保护、传承与发展。

在全球一体化的背景下和现代化的进程中,力求有效地保护和传承优秀的畲族传统医药文化,并努力实现文化与生态、社会、经济的协调和可持续发展。畲族医药文化以优秀传统文化和环境保护为宗旨,注重畲族传统医药文化的就地保护与传承而非易地移植,注重发动当地民众的积极参与、自力更生与自我主导,注重畲族医药文化的发掘、整理、传承与发展,注重文化、生态、经济、社会的整体保护与发展。

三、畲族医药非物质文化遗产保护的实施

畲族传统医学既是历史文化遗产,又是现实的医疗卫生资源;既有独立的文化意义又要继承发展,合理利用,充分发挥其保护各民族人民健康的作用。中央和国务院多次提出,要"大力扶持中医药、民族医药发展",国家科技部、国家中医药管理局、国家民委在"十二五"期间对民族医药的发展作出了相应的规划,其原因就在这里。

畲族历史悠久,传统文化底蕴深厚,对畲族医药的保护发展,

是中华民族基于科学发展观的自身要求。全世界人民的保健意识与日俱增，现代医学虽然有很大进步但难以包打天下。畲族医药是从另一个窗口窥视人体生命的奥秘，调动自然的力量和人体内在的抗病机制，使人们祛除疾病，恢复健康，提高生存质量，延长生命。现代医学和传统医学的关系，是取长补短、相辅相成的关系，在政策上和工作上是并存、并重、并举的关系。正因为如此，才需要大力保护，大力扶持，充分发挥其作用。而且，畲族医药不仅是古今通用、简便验廉、适宜实用的医学资源，而且是一种文化形态，一种在漫长的岁月中畲族祖先们用鲜血和生命换来的生存经验和智慧结晶，是属于全人类的文化遗产。

非物质文化遗产保护的原则：一是要继承，二是要发展。畲族医药目前处于保护发展阶段，要在继承的基础上发展，要以发展促进继承。学术上要与时俱进，传统医学理论既要发展，又要保护。

畲族医药非物质文化遗产资源保护要从整个国家民族的利益出发，还应该有所规划，有所指导，有所组织。畲族医药大部分是分散的、跨地区的、多种文化交叉生存的，它分布在浙江、福建、广东、江西、安徽、湖南、贵州等省，因此制定保护措施需要中央与地方相结合，文化部门与专业部门相结合，共同协商和规划，确定重点，采取全面协调的保护措施。

保护畲族医药这项非遗项目在规划时应适度集中，落实时有牵头单位和代表人物。这就需要人们考虑到传承人（或传承集体）在畲族医药学中的历史地位、活动范围、地域分布和历史沿革，然后找到最合适的，提出最扎实的保护措施。比如说要厘清畲族医药的一些基本方剂和规范工艺流程，同时提供相应的药理研究和临床资料（主要是传统的，也可参照现代的），然后对其做出准确的描述和正确的评价，避免某些方面可能存在的偏颇。因此，申报世界级非遗一方面靠自下而上由地方推荐，另一方面应由上而下组织全国性专家组（或协作组）作出全面规划和总体协调，这样上下结合，平衡协调，以保证资料全面准确，避免重大遗漏和低水平重复。

四、畲族医药非物质文化遗产资源保护的艰巨性

针对目前普遍存在的民族医医疗机构基础条件较差的状况，笔者认为，在有条件的综合性医院、乡镇卫生院、社区卫生服务中心应设立民族医科（室）；加强民族医专科（专病）建设，进一步提高诊疗水平；充分发挥畲族医药在预防、保健、养生、康复等领域中的作用，把畲族医药纳入中医"治未病"保健服务体系；充分发挥畲族医药在农村卫生和城市社区卫生服务工作中的优势与作用；发挥民族医医院的示范带动作用，探索新形势下民族医医院发展的有效模式。

民族医医院或民族医科（室）不能走仅以创收为主的路子，而应注重社会效益。民族医医院或民族医科（室）要能用高精尖医疗仪器设备。要建立畲医药标准，使畲医药的制剂可以在畲族地区内调

剂使用，在医院从事畲医药工作的人员工资要由国家全额发放。

关于畲族医药挖掘继承和科研工作，要认真贯彻落实科技部等十六个部门发布的《中医药创新发展规划纲要（2006—2020）》对民族医药继承创新提出的各项任务和要求，在整理研究畲族医药文献的基础上，进一步组织畲族医药的相关单位和专家，编著文献目录，有计划、有步骤地完成一批畲族医药文献的校勘、注释、出版工作；要深入发掘整理，继续将口传心授的医药资料编著成书保存下来；加强对畲族医药科研工作的支持，重点开展畲族医药特色诊疗技术、单验方及临床治疗方案整理评价等方面的研究；开展畲族医药对临床诊疗指南、临床技术操作规范、疗效评价标准的研究；筛选推广一批畲族医药适宜技术；在畲族医药继承和创新、科研与临床中，要注意学习中西医药、现代科技的经验和成果，为畲族医药发展提供动力和活力。

要明晰畲族医药知识产权的权利归属，规范畲族医药的开发和利用行为。建立畲族医药文献出版、学术交流与合作等方面的知识产权保护审查制度，完善相应的保密措施，避免畲族医药传统知识泄密或流失；我们要研究建立畲族医药知识产权保护名录及其数据库，防止对畲族医药传统知识的不当占有和利用；要加强畲族医药资源的普查和可持续利用与保护，建立畲族药濒危品种和道地药材养殖种植基地；建立畲族药自然保护区，加强家种、家养驯化研究；

建立规范的畲族药材生产基地，保证民族医医疗的需要；对畲族药实行原产地保护和标识保护。

同时，要完善发展畲族医药事业政策措施，着力推进符合畲族医药特点的执业资格制度建设，建立畲族医药人员专业技术职务聘任制度，积极发挥畲族医药在城镇职工基本医疗保险、城镇居民基本医疗保险和新型农村合作医疗等医疗卫生保障体系建设中的作用，扶持畲族医药医疗机构制剂的开发与使用。在专业技术职务任职资格评审，畲族医药医疗、教育、科研机构评审评估，畲族医药科研项目立项评审和成果鉴定，畲族医药相关产品的评审、鉴定等工作中，均应实行同行评议。

畲族医药要发展，要从发展规律来探讨，一定要深刻认识并充分尊重畲族医药的传统和价值。中医药和民族医药其作用机理、药物疗效等与西医不同，畲族医药要有一套自己的评价体系，而不能以西医药的标准规范来评价。

畲族医学也是辨证医学，讲究因人而异，辨证施治。畲族医药要有特色，就应保持原汁原味地继承和发展。在生产上，一定要重视畲药的加工炮制环节。畲族药材现已很匮乏了，其可持续发展应引起国人足够重视，国家或地方应对畲族医药发展设立专项基金。

加大畲族医药文化遗产保护经费的投入，为畲族医药非物质文化遗产的传承和保护提供坚实保障。任何一种活动都需要经费的支撑与支持。政府作为公共文化和教育的主体，其所特有的主导作用和经费支持是至关重要的。畲族医药的保护涉及对它的调查普查、活动组织宣传、学术书籍出版、音像品制作、教育活动开展和传承人培养及保护等，这些无不需要经费的支撑。在经济和社会发展滞后的民族地区，民间不可能拿出多余的钱来用作文化消费，政府财政拨出资金用于文化遗产的保护，是国家和政府必然的天职。在此前提下，建立非物质文化遗产保护基金制度，汲取海内外各方面可能的资金，争取各方面的支持，是非物质文化遗产保护与传承的重要方式。确保经费的来源和用途，也是多渠道筹集文化遗产保护资金的有效途径。只有基本实现资金的保证，畲族医药非物质文化遗产的保护才能进入一种正常和有效的轨道，才能积极地开展各类保护活动，才能使保护活动取得实际成效。

构建文化遗产的法律保护框架，实现文化遗产的法律保护。实施法律保护是文化遗产保护的重要途径与渠道，需要从立法和执法两个方面来认识与解决。在解决立法后，关键的问题是执行。文化遗产保护执法，要做到执法必严、违法必究，真正使畲族医药文化遗产保护走上法制化、规范化、科学化的轨道。

[伍]畲族医药的开发利用前景

畲族传统医药文化保护与实现现代化，是一对永恒的矛盾。保护畲族传统医药文化，势必要求在畲族传统医药文化的生态、传统、观念、式样甚至生产生活方式等众多方面保持原有定势，但推进现代化却势必改变诸多传统的东西。因此，解决好保护与发展之间的关系，是事关畲族医药保护与传承的重要问题，也是事关畲族传统医药文化发展与现代化的重大问题。国务院办公厅《关于加强我国非物质文化遗产保护工作的意见》（国办发〔2005〕18号）明确地提出我国非物质文化遗产保护工作的指导方针是"保护为主，抢救第一，合理利用，传承发展"，要求"在有效保护的前提下合理利用，防止对非物质文化遗产的误解、歪曲或滥用"。对畲族传统医药来说，抢救与保护的根本目的是实现珍贵财富的永续传承与利用。如果只是单纯地为保护而保护，将畲族医药隔离于现代化社会的发展之外，势必使畲族医药失去其自身独特的功能与价值。开发与利用是畲族医药的功能和价值体现与实现的形式，是所创造的社会价值与经济价值反作用于文化遗产保护的有效途径。但畲族医药的开发与利用，必须坚持不损害、不误解、不滥用的原则，否则就是一种对少数民族非物质文化遗产的玷污与毁灭，那是一种"吃祖先饭，断子孙粮"的行为。因此，科学规划、合理开发、永续利用，是正确保护、利用畲族医药非物质文化遗产并使之不断传承、发展的根本。

第一，科学规划，适度开发，合理利用，确保畲族医药非物质文化遗产按原真性、完整性、科学性的要求传承、发展。

关于畲族医药抢救、保护、开发、利用的规划，应该是一体的而非分离的。这个规划应该有国家层面上的规划，更应该有省、市、县层面上的规划；应该有一个民族的众多非物质文化遗产的整体规划，更应该有单项非物质文化遗产的规划。这个规划的制定必须建立在认真、全面、准确的普查基础上，必须有前瞻性、科学性和合理性，必须兼顾全面、突出重点、分步实施，必须有组织体系、工作体系和资金体系的保障。这个规划中有关非物质文化遗产的部分，必须建立在科学研究、充分论证的基础上，必须以不影响畲族医药的保护、传承及发展和不伤害民族的感情为前提，必须以科学、合理、适度为保证。对畲族医药这项非物质文化遗产的抢救、保护与开发、利用进行科学规划，使其沿着一条健康、有序的轨道进行。

第二，普及推广非物质文化遗产，强化认同感，促进社会和谐。

畲族医药非物质文化遗产是畲族人民世世代代传承和发展下来的重要财富，蕴含着丰富的历史文化信息和民族精神，深受畲族同胞喜爱。畲族医药包含着畲族在生产、生活上的珍贵记忆，对我们了解畲族的形成、变迁、发展具有历史活化石的重要作用。畲族医药包含着尊重自然、爱护环境、保护生态的思想，对我们今天促进自然、环境、生态的保护，对有限资源进行适度与合理的开采，对促进人与自然的和谐共生有潜移默化的影响。畲族医药包含着天地造物、天地造人的宇宙思想与哲学思想，对我们今天更深入地了解世界的构成、人类的起源等, 更好地珍爱生命、关爱他人有较好的促进作用。畲族医药包含着历史文化发展的丰富信息, 对我们了解畲族乃至整个人类的历史与文化, 并用其来增添人类的理性与爱心和涵化人类的愚昧与野蛮有着历史与现实的意义。畲族医药包含着畲族人民天才的创造与创新思想, 挖掘并利用好这些创造与创新思想, 对实现各民族乃至国家和全人类的创新发展、共创人类辉煌有强大的推动作用。有计划地推动畲族非物质文化遗产在畲族群众中的普及, 可以保护人类文化的多样性, 丰富畲族人民的文化生活, 起到强化民族认同、提炼民族精神、优化民族性格的作用, 实现广大民族地区政治、经济、文化的发展和民族之间的和谐共生, 建设一个历史悠久、文化深厚、经济繁荣, 民族和谐、生机勃勃、创新发展的新国家。

第三, 打造品牌, 加大宣传和推介, 扩大影响。

畲族医药是畲族人民在历史发展中形成的文化精华。培育和打造出一批品牌, 用以宣传和推介畲族医药, 可以扩大影响, 产生良好的品牌效应, 吸引国内外的广泛关注与喜爱。

第四, 培育和打造畲族医药文化产业, 促进畲族地区的经济繁荣和社会发展。

实现社会政治、经济、文化的发展, 既是社会的根本要求, 也是畲族和畲族地区现代化的驱动力。在进入工业化社会后, 人们注

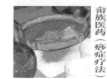

重利用自身的资源优势，通过培育一些支柱产业来带动经济的发展和实现社会的发展。对畲族地区来说，也面临着这样的战略发展选择。如何挖掘和发挥畲族地区的资源优势，培育和打造出一批支柱产业来带动社会经济全面与快速的发展，是广大畲族地区科学发展中首要的重大课题。利用畲族地区资源优势，发展产业，是一种硬开发，可能很快就会造成资源的耗尽、环境的污染、生态的破坏。而文化产业低成本、无污染，又能带来巨大的社会效益与经济效益，它的价值已被越来越多的人认识。

近几年来，许多地方已走上了文化强省、文化强市、文化强县的道路。利用畲族医药非物质文化遗产打造文化产业具有以下四个方面的意义：一是可以让更多的人通过这种古朴、原生态的、民族的文化来安抚心灵、净化灵魂、升华精神。二是可以通过生产具有浓郁畲族特色的产品打开市场，吸引顾客，形成消费，促进经济发展。三是可以利用畲族医药开发畲族医学和畲族药业。如云南白药集团利用彝族医药开发的云南白药系列产品，药效显著、副作用小，深受百姓甚至国外消费者喜爱；藏医藏药、苗医苗药等也取得了良好的市场开发效果。畲族医药的开发是一大块深可挖掘的富矿，值得更好地去开发、利用。四是可以设计生产体现畲族医药文化特色的产品，出版相关书籍，发行相关音像制品，培育打造一个可持续发展的产业。以畲族医药非物质文化遗产为主题打造畲族文化产业，既可更积极有效地传承、弘扬畬族珍贵、丰富的物质文化遗产，也可以扬长避短使畬族地区形成畬族文化产业链，低成本、低能耗、无污染地产生良好的经济效益与社会效益，实现经济又好又快的可持续发展。

第五，增加文化内涵与吸引力，带动生态休闲养生业、种植业、加工业等众多社会行业的发展，并通过提供就业机会等解决了一系列的社会问题。

文化越来越成为现代旅游的灵魂与核心。文化遗产对旅游的影响主要表现在以下两个方面：一是物质文化遗产作为一种旅游地，能吸引观光游客，带来直接的经济收入，促进旅游业发展；二是非物质文化遗产作为一种软文化，能给旅游地增加文化与精神的内涵，能给现代旅游注入灵魂，使旅游从硬性趋变为柔性，从感官感受升华为心理体验，从看山观水的初级旅游上升至精神升华的高级旅游。因此，借助文化遗产发展旅游，应作为地方旅游业升级发展的一个重要问题来认识，更应该作为非物质文化遗产丰富多样、罕见珍贵的畬族和畬族地区发展旅游业的重大课题。畬族地区应尝试探索用斑斓多彩的畬族医药元素构成的旅游业，带动畬族地区其他产业和整个社会的全面发展。

参考文献

1. 谢宗万主编《全国中草药汇编》，人民卫生出版社，1975

2. 陈泽远、关祥祖主编《畲族医药学》，云南民族出版社，1996

3. 雷后兴、李水福主编《中国畲族医药学》，中国中医药出版社，
   2007

4. 宋纬文、许志福主编《三明畲族民间医药》，厦门大学出版社，
   2002

5. 陈泽远《闽东畲族诊治痧症的情况调查》，中国民族民间医药
   杂志，1995，1：41~45

6. 徐向东，郑宋明等《畲医痧症的发痧疗法》，中华中医药学刊，
   2009，27（3）：574~576

7. 鄢连和、徐向东等《畲医痧症刮法和临床应用》，中国民族医药
   杂志，2009，15（9）：32~33

8. 郑宋明、徐向东等《畲医痧症108症证治》，中华中医药学刊，

2008, 27 (1) : 102~105

9. 陶云海、徐向东等《暑痧的畲医诊断及疗法规范》，中华中医药学刊，2009, 27 (11) : 2351~2353

10. 张巧玲、郑宋明等《畲医六气痧症的针灸发痧治疗》，中华中医药学刊，2009, 27 (11) : 2353~2354

11. 郑宋明、雷后兴等《畲医痧症辨痧刍议》，浙江中医杂志，2008, 43 (8) : 484

12. 陶云海、雷后兴等《畲族民间常用外治疗法》，浙江中医杂志，2006, 41 (3) : 156

13. 厉月春、应秀华《畲医痧症外治疗法》，浙江中医杂志，2007, 42 (4) : 222

14. 王泽鸿、兰如春《畲医治疗痧症概况》，中国民族医药杂志，2004, 3 : 15~16

鸣谢

本书在编著过程中，先后得到了以下课题组的大力协助：

国家"十二五"科技支撑计划项目"畲医发痧疗法治疗痧症的关键技术及应用研究"（项目编号：2012BAl27B04-13）课题组；

国家"十二五"科技支撑计划项目"畲药活性物质的发现及其应用研究"（项目编号：2012BAl27B06-7）课题组；

2013年浙江省中医药科技计划项目"畲医治疗头风痧发痧临床研究及应用"（项目编号：2013ZSP008）课题组；

2012年丽水市重点科技创新团队项目"畲医特色技术（痧症）和畲药利用传承研究"（计划编号：2012CXTD09-02）课题组；

2012年丽水市重点科技创新团队项目"畲族民间药物养生与食物养生产业化关键技术及应用"（计划编号：2012CXTD09-04）课题组；

2012年浙江省中医药科学研究基金计划"中国畲药野生资源分布调查与开发利用研究"（项目编号：2012ZAl35）课题组；

2011丽水市重点学科建设项目"畲药食凉茶活性分子筛选与质量标准研究"（项目编号：2011ZDXK07）课题组；

2011年浙江省中医药科学研究基金计划"畲族珍稀濒危和特有药用物种资源调查"（项目编号：2011ZA115）课题组；

2011年省财政绩效考评专项资金项目"畲药资源调查与开发利用研究"（项目编号：2011GXKP018）课题组；

2011丽水市科技计划项目"畲医痧症的治疗与防范研究"（项目编号：2011ZC13）课题组。

后 记

　　畲族医药由于受政治、经济、文化、历史、地理等诸多因素的影响，长期在民间默默无闻地流传，自生自灭，少人问津。加之畲族本身存在技艺不外传、传男不传女的习俗，致使畲族医药不少宝贵经验失传，也难以形成完整的医学理论体系。在特定的历史条件和特殊的环境中，畲族人民为了生存与繁衍，在长期与疾病作斗争中，运用了许多适合当时社会环境、气候、地理特点和生产、生活习惯的医疗方法，总结防治疾病的经验，逐步形成了具有民族特色的畲族医药，为畲族人民的保健和繁衍作出了积极的贡献。

　　新中国成立后，在党的民族和中医政策指引下，畲族地区的经济得到发展，社会也有很大进步。畲族医药受到重视，得到较好的继承与发扬。在各级卫生、民族宗教等部门的努力下，畲族医药文化保护工作取得了可喜的成绩，有力地促进了畲族医药工作的发展。

　　畲族医药源远流长，药源丰富，用药方便，费用低廉，疗效显著，丰富了民族医药学的宝库。但由于畲族地区经济、文化落后，多数畲医是文盲或半文盲，致使有关畲族医药的历史材料匮乏，加上畲医多凭一技之长为生，一般都不愿外传经验，故对畲医畲药有待进一步挖掘、整理。

畲族医药与中国传统医药和人类健康紧密相连，既是我国传统医药文化的重要组成部分，同时也是世界的非物质文化遗产。中国传统医药的国际影响力日渐扩大，现在已经形成多形式、多渠道、多层次的国际交流合作格局。在回归传统和自然成为世界性潮流的今天，中国传统医药正被全球广泛重视。作为畲族医药工作者，有责任、有义务将其继承、发扬、整理和提高，为人类的医疗保健事业作出贡献。这是时代赋予我们的使命，也是广大医药工作者义不容辞的责任。

本书在编写过程中，先后得到了中国民族医药学会、浙江省文化厅、浙江省卫生厅、浙江省中医药管理局、浙江中医药大学、中南民族大学药学院、丽水市文化广电新闻出版局、丽水市卫生局、丽水市民族宗教事务局、丽水市科学技术协会、丽水市人民医院、丽水市非物质文化遗产保护办公室、景宁畲族自治县卫生局、景宁畲族自治县文化广电新闻出版局、景宁畲族自治县食品药品监督局、丽水市畲族医药研究会、丽水市畲族医药研究所、浙江摄影出版社等单位及相关人员的指导和支持；得到了原卫生部副部长、国家中医药管理局局长佘靖，原国家中医药管理局副局长、中国民族医药学会会长诸国本教授，国家民族事务委员会王居副司长、孟拥军副处长，原丽水市卫生局局长郑利剑，丽水市卫生局副局长林美琴，丽水市文化广电新闻出版局副局长林莉，温州医学院附属第六医院院长徐向东教授等人的亲自指导；特别是得到了范永升、连建伟、方剑乔、陈勇毅、张如松、王坤根、雷华英、蓝小明、蓝宁虹、雷后兴、卢向红、李水福、李建良、郑宋明、叶一萍、宋力伟、张巧玲、陶云海、林祖辉、黄秋云、宋纬文、陈健亚、黄来松、赖丽宁、徐志林、雷建光、朱美晓等领导和专家的大力支持；项文俊、谢元伟等同志为本书提供了图片；也得到广大畲族民间医生、畲族医药工作者的支持协助，尤其是杭州师范大学人文学院历史系朱德明教授对书稿作了最后的审定，谨此一并致以衷心的感谢！

由于搜集工作时间较短，编写时间紧迫，编者水平有限，加之畲族医药的文字记载资料有限，口碑材料又受语言限制，掌握资料还很不全面，有些问题还有待深入研究，书中一定还存在许多不妥甚至错漏之处，祈望读者指正。

编者

2013年8月

责任编辑：方　妍

装帧设计：任惠安

责任校对：朱晓波

责任印制：朱圣学

装帧顾问：张　望

图书在版编目（ＣＩＰ）数据

　畲族医药：痧症疗法 / 鄢连和著. — 杭州：浙江摄影出版社，2014.1（2023.1重印）

（浙江省非物质文化遗产代表作丛书 / 金兴盛主编）

　ISBN 978-7-5514-0487-7

　Ⅰ.①畲… Ⅱ.①鄢… Ⅲ.①畲族—痧症—民族医学 Ⅳ.①R298.3

中国版本图书馆CIP数据核字（2013）第282025号

畲族医药（痧症疗法）

鄢连和　著

全国百佳图书出版单位

浙江摄影出版社出版发行

　　地址：杭州市体育场路347号

　　邮编：310006

　　网址：www.photo.zjcb.com

经销：全国新华书店

制版：浙江新华图文制作有限公司

印刷：廊坊市印艺阁数字科技有限公司

开本：960mm×1270mm　1/32

印张：5.75

2014年1月第1版　　2023年1月第2次印刷

ISBN 978-7-5514-0487-7

定价：46.00元